中医适宜技术培训丛书　　　总主编　彭　锐　吴　松

ZHONGYI SHIYI JISHU CAOZUO

中医适宜技术操作

主编◎彭　锐　吴　松

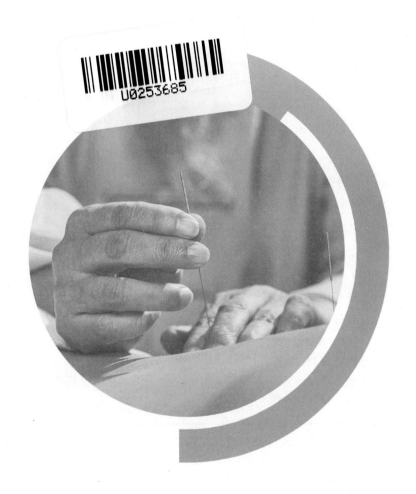

U0253685

长江出版传媒
湖北科学技术出版社

图书在版编目（CIP）数据

中医适宜技术操作 / 彭锐，吴松主编 . —武汉：湖北科学技术
出版社，2023.3
（中医适宜技术培训丛书 / 彭锐，吴松主编）
ISBN 978-7-5706-2391-4

Ⅰ . ①中… Ⅱ . ①彭… ②吴… Ⅲ . ①中医学－
技术培训－教材 Ⅳ . ① R2

中国国家版本馆 CIP 数据核字（2023）第 009667 号

责任编辑：李　青
责任校对：童桂清 封面设计：胡　博

出版发行：湖北科学技术出版社
地　　址：武汉市雄楚大街 268 号（湖北出版文化城 B 座 13-14 层）
电　　话：027-87679468 邮　编：430070

印　　刷：武汉邮科印务有限公司 邮　编：430205

787×1092 1/16 15.75 印张 400 千字
2023 年 6 月第 1 版 2023 年 6 月第 1 次印刷
定　　价：68.00 元

《中医适宜技术操作》

总主编 彭　锐　吴　松

主　编 彭　锐　吴　松

副主编 李　佳　陈　丽　王静芝　郝建波　毛慧芳

编　委 彭　锐　吴　松　李　佳　陈　丽　王静芝

　　　　　郝建波　毛慧芳　王云翠　易　璇　杨鸿静

　　　　　张　萌　吴　帆　冯　瑶　李奕宏　刘伟承

　　　　　林　熙　彭思可　陶雷磊　周　颖　范又良

　　　　　肖少雄

编写说明

中医适宜技术是以中医理论为基础，体现中医理念和特色，具有诊断、预防、治疗疾病能力的中医技术方法，适合于常见病、多发病诊治和广大群众预防疾病，具有实用性强、疗效好、费用低、投入少、简单易学等特点。主要应用在养生、保健、预防、治疗、康复等研究方面，多以中医外治法为主，涉及针刺、灸法、经络养生、拔罐、刮痧、推拿、整脊、冬病夏治、养生功法、药膳食疗等。中医适宜技术能够为卫生技术人员掌握和应用，让居民在经济上能够承受，在现行医疗体系中具有重要地位，其推广符合我国当今社会的医疗需求，自 2006 年《国家中医药管理局关于实施中医临床适宜技术推广计划的通知》发布后，越来越多的中医适宜技术得到了推广。2016 年通过的《中华人民共和国中医药法》明确提出：社区卫生服务中心、乡镇卫生院、社区卫生服务站以及有条件的村卫生室应当合理配备中医药专业技术人员，并运用和推广适宜的中医药技术方法。《"健康中国 2030"规划纲要》则提出大力发展中医非药物疗法，使其在常见病、多发病和慢性病防治中发挥独特作用。发展中医特色康复服务，健全覆盖城乡的中医医疗保健服务体系，推广适宜技术，使得所有基层医疗卫生机构都能够提供中医药服务，对方便群众就医、减轻费用负担、建立和谐医患关系，具有重大意义。

为进一步推广中医适宜技术，提高基层医疗卫生人员的中医理论和技术水平，我们编写了"中医适宜技术培训丛书"，旨在向广大基层医疗卫生机构人员介绍中医基础理论知识，常见中医适宜技术操作及常见疾病的中医适宜技术治疗，使其能较好地辨证使用中医适宜技术。《中医适宜技术操作》对常用中医药适宜技术操作流程进行了整理和归纳。主要介绍中医适宜技术的基本技能操作方法、临床应用指导及其基础理论。本书内容全面、精练，重点突出，其中操作部分除操作步骤外，附加图解，以图文并茂方式体现技术方法，可使临床业务技术管理更为标准化、规范化，有利于基层医疗机构学习和推广。广大基层医疗卫生机构人员在此书的引导下不断实践，深入学习，有助于医疗水平的提高。本书第一、二章由彭锐、王静芝编写；第三、四、六章由李佳、张萌编写；第五章由郝建波、王云翠编写；第七至九章由陈丽、吴帆编写；第十至十三章由毛慧芳、杨鸿静编写；第十四至十七章由李奕宏、易璇编写；第十八、十九章由吴松、冯瑶编写；第二十章由林熙、彭思可、陶雷磊编写；第二十一章由刘伟承、周颖编写。

特别感谢湖北六七二中西医结合骨科医院对本套丛书出版的大力支持，在此对各位的付出表示感谢。

由于时间仓促，编写中难免有疏漏错误之处，敬请指正。

"中医适宜技术培训丛书"编委会

2021 年 6 月

目　录

中医适宜技术操作

中医适宜技术培训丛书

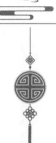

第一章 针刺技术

第一节 毫针技术

毫针为古代"九针"之一，是临床应用最为广泛的一种针具。毫针操作技术包括毫针的持针法、进针法、行针法、留针法、出针法等针刺方法。每一种方法，都有严格的操作规程和明确的目的要求，其中以针刺的术式、手法、量度、得气等关键性技术尤为重要。因此，毫针法是各种针法的基础，是针灸医生必须掌握的基本方法和操作技能。

一、针刺器具

不锈钢毫针针体挺直滑利，有优良的强度和韧性，能够耐高热、防锈，不易被化学物品腐蚀，被临床广泛采用。

毫针的构成，分为针尖、针身、针根、针柄、针尾五个部分。

毫针的不同规格，主要以针身的直径和长度区分。临床应用时可根据患者的体质、体形、年龄、病情、腧穴部位和刺法等因素，选用长短、粗细不同规格的毫针。其中，粗细为 26~30 号（0.30~0.40 mm）和长短为 1~3 寸（25~75 mm）者最常用。短毫针主要用于部位浅薄的腧穴或浅刺时，长毫针多用于部位肌肉丰厚的腧穴或深刺时；毫针的粗细与针刺的刺激强度有关，供辨证施治时选用。

二、毫针操作的基本训练

毫针的操作练习，旨在加强手指力量和手法灵活度，便于临床上顺利进针和实施捻转、提插等各种手法。通过反复练针宁神聚意，以加强治神和体验针感。

（一）纸垫练针法

采用松软的细草纸或毛边纸，折叠成厚约 2 cm，长和宽分别为 8 cm、5 cm 的纸垫，外用棉线呈"井"字形扎紧。练习时，一手拿住纸垫，一手如执笔式持针，使针身垂直于纸垫上，拇、食、中三指捻转针柄，将针刺入纸垫内，同时手指向下渐加一定压力，待刺透纸垫背面后，再捻转退针，另换一处如前再刺。要求捻转的角度均匀，运用灵活，快慢自如，一般每分钟可捻转 150 次左右。纸垫练针初时可用 1~1.5 寸长的短毫针，待有了一定的指力和手法基本功后，再用 2~3 寸长的毫针练习（图 1-1）。

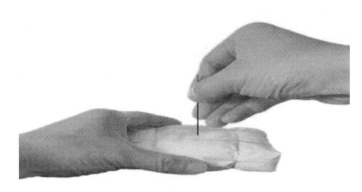

图 1-1　纸垫练针法

（二）棉球练针法

取棉絮一团，用棉线缠绕，外紧内松，做成直径 6～7 cm 的圆球，外包白布一层缝制，即可练针。因棉球松软，可以练习提插、捻转、进针、出针等各种毫针操作手法的模拟动作。作提插练针时，以执毛笔式持针，将针刺入棉球，在原处做上提下插的动作，要求深浅适宜，幅度均匀，针身垂直。在此基础上，可将提插与捻转动作配合练习，要求提插幅度上下一致，捻转角度来回一致，操作频率快慢一致，达到动作协调、得心应手、运用自如、手法熟练的程度（图 1-2）。

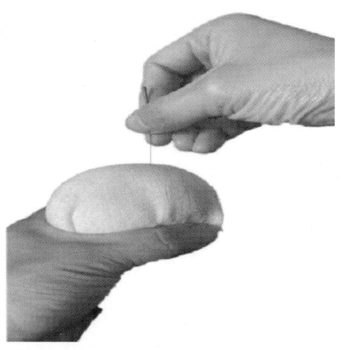

图 1-2　棉球练针法

通过纸垫、棉球等物体练针，具有了一定的指力基础后，可以选用自己的合谷、曲池、足三里等穴位进行自身试针练习，以亲身体会指力的强弱、针刺的感觉、行针的手法等。

三、患者体位

接受针刺治疗过程中，患者体位选择是否合适，对腧穴的正确定位，针刺的施术操作，持久的留针，以及防止晕针、滞针、弯针甚至折针等针刺意外的发生具有重要意义。对部分重症、体质虚弱，或精神紧张、畏惧针刺的患者，其体位选择尤为重要。

指导患者确定针刺时的体位，应以医者能够正确取穴、便于施术，患者感到舒适安稳，并能持久保持为原则。

临床常用体位有以下几种。

（一）仰卧体位

适用于前身部腧穴（图 1-3）。

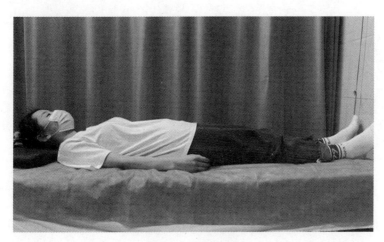

图 1-3 仰卧体位

（二）俯卧体位

适用于后身部腧穴（图 1-4）。

（三）侧卧体位

适用于侧身部腧穴（图 1-5）。

（四）仰靠坐位

适用于头面、前颈、上胸、肩臂、腿膝、足踝等部腧穴（图 1-6）。

（五）俯伏坐位

适用于顶枕、后项和肩背等部腧穴（图 1-7）。

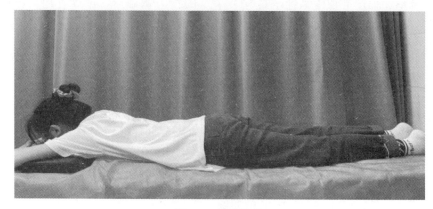

图 1-4　俯卧体位

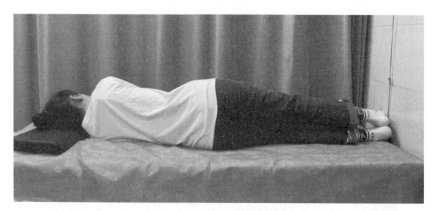

图 1-5　侧卧体位

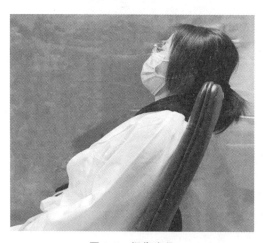

图 1-6　仰靠坐位

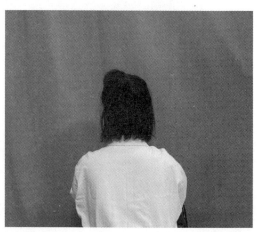

图 1-7　俯伏坐位

（六）侧伏坐位

适用于顶颞、面颊、颈侧和耳部腧穴（图 1-8）。

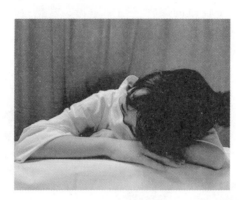

图 1-8　侧伏坐位

四、毫针操作技术

毫针操作技术包括消毒，毫针的持针法、进针法、行针法、留针法、出针法等针刺方法。

（一）消毒

针刺前的消毒范围应包括针具器械、施术者双手、施术部位、治疗环境等。

（二）持针法

施术者握持毫针，保持针身端直坚挺，以便于针刺的方法（图 1-9）。针刺治疗时，执针进行操作的手称为"刺手"，一般为右手；配合刺手按压穴位局部、协同刺手进针、行针的手称为"押手"，一般为左手。在进行针刺操作时，刺手、押手须协同操作，紧密配合（图 1-10）。

押手　　　　　　刺手

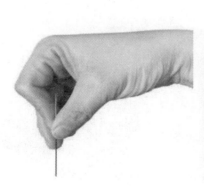

图 1-9　持针法

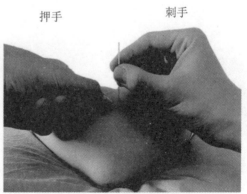

图 1-10　刺手与押手

（三）进针法

施术者采用各种方法将毫针刺入腧穴皮下的操作方法。常用的进针法有以下几种。

1. 单手进针法　多用于较短的毫针。用刺手拇、食指持针，中指端紧靠穴位，指腹抵住针体中部，当拇、食指向下用力时，中指也随之屈曲，将针刺入腧穴皮下（图1-11）。

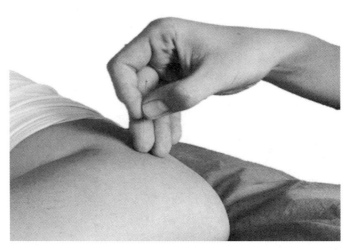

图1-11　单手进针法

2. 双手进针法

（1）指切进针法。又称爪切进针法，用押手拇指或食指的指甲切按腧穴皮肤，刺手持针，针尖紧靠押手指甲缘将针迅速刺入（图1-12）。此法适宜于短针的进针，亦可用于腧穴局部紧邻重要的组织器官者。

（2）夹持进针法。手拇、食二指持消毒干棉球，裹于针体下端，露出针尖，使针尖接触腧穴，刺手持针柄，刺手、押手同时用力将针刺入腧穴（图1-13）。此法适用于长针的进针。

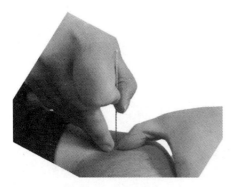

图1-12　指切进针法

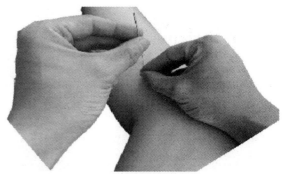

图1-13　夹持进针法

（3）舒张进针法。押手食、中二指或拇、食二指将所刺腧穴部位的皮肤撑开绷紧，刺手持针，使针从刺手食、中二指或拇、食二指的中间刺入（图 1-14）。此法主要用于皮肤松弛部位的腧穴。

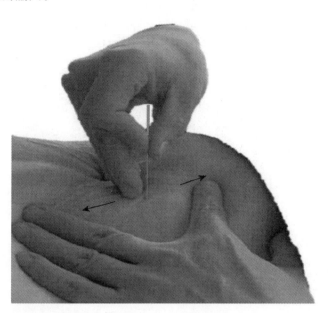

图 1-14　舒张进针法

（4）提捏进针法。押手拇、食二指将所刺腧穴两旁的皮肤提起，刺手持针，从捏起的腧穴上端将针刺入（图 1-15），此法主要用于皮肉浅薄部位的腧穴。

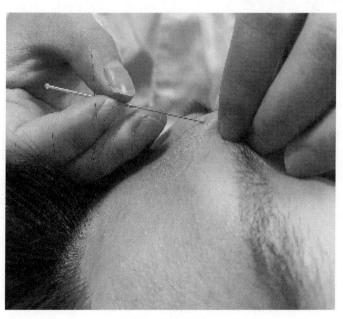

图 1-15　提捏进针法

3. 管针进针法 将针先插入用玻璃、塑料或金属制成的比针短 7.5 mm（3 分）左右的小针管内，触及腧穴表面皮肤；押手压紧针管，刺手食指对准针柄弹击，使针尖迅速刺入皮肤，然后将针管去掉，再将针刺入穴内（图 1-16）。也有用安装弹簧的特制进针器进针者。此法多用于儿童和惧针者。

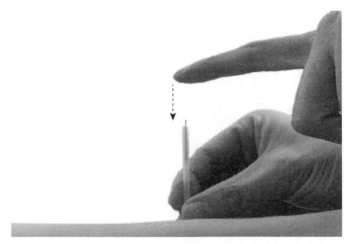

图 1-16 管针进针法

以上各种进针法，在临床应用时需根据腧穴所在部位的解剖特点、针刺深度、手法要求以及针具长短等具体情况，以便于进针、易于得气、避免痛感为目的，灵活选用相应的进针法。

（四）针刺角度、方向和深度

在针刺和行针过程中，合理选择进针角度、适时调整针刺方向、控制针刺深度既可以避免进针疼痛和组织损伤，更有助于获得、维持或加强针感，提高疗效。针刺疗效的取得，不仅取决于腧穴体表定位的准确，还与恰当的针刺角度、方向、深度密切相关。同一腧穴由于针刺角度、方向与深度的不同，会有不同的针刺感应，临床效应也各不相同。

1. 针刺角度

针刺角度是指针刺时针身与皮肤表面所形成的夹角。一般分为直刺、斜刺和平刺三种（图 1-17）。

（1）直刺。针身与皮肤表面呈 90°垂直刺入。直刺适用于人体大部分腧穴，浅刺与深刺均可。

（2）斜刺。针身与皮肤表面呈 45°左右倾斜刺入。适用于骨骼边缘或内有重要脏器不宜直刺、深刺的腧穴，如需避开血管、肌腱时也可用此法。

（3）平刺。即横刺、沿皮刺，针身与皮肤表面呈 15°左右或沿皮以更小的角度刺入。适用于皮薄肉少部位的腧穴，如头部的腧穴等。

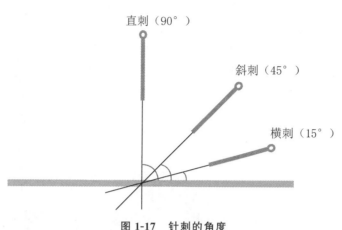

图 1-17　针刺的角度

2. 针刺方向

针刺方向指针刺时针尖的朝向。一般根据经脉循行方向、腧穴分布部位和要求达到的组织结构等情况而定。

（1）依经脉循行定方向。针刺时结合经脉循行方向，或顺经而刺，或逆经而刺，从而达到疏通气血的目的。

（2）依腧穴定方向。针刺时根据针刺腧穴所在部位的解剖特点确定针刺的方向。如针刺哑门穴时，针尖应朝向下颌方向缓慢刺入，针刺背俞穴时针尖宜指向脊柱。

（3）依病情治疗需要定方向。在针刺时针尖应朝向病痛部位。例如内关穴，治疗心律失常时，针尖一般朝上。

3. 针刺深度

针刺深度指针身刺入穴位内的深浅度。需根据腧穴部位的解剖特点和治疗需要确定。同时还要结合患者年龄、体质、时令等因素综合考虑。

（1）依据腧穴部位定深浅。一般肌肉浅薄或内有重要脏器处宜浅刺；肌肉丰厚之处宜深刺。即"穴浅则浅刺，穴深则深刺"。

（2）依据病情性质定深浅。阳证、表证、新病宜浅刺；阴证、里证、久病宜深刺。

（3）依据年龄定深浅。年老体弱，气血衰退，小儿娇嫩，稚阴稚阳，均不宜深刺；中青年身强体壮者，可适当深刺。

（4）依据体质体型定深浅。形瘦体弱者，宜浅刺；形盛体强者，可适当深刺。故《灵枢·终始》篇说："凡刺之法，必察其形气。"

（5）依据季节、时令定深浅。不同的季节可采用不同的针刺深浅。一般来说，"春夏宜刺浅，秋冬宜刺深"。

（6）依据得气与补泻要求定深浅。针刺后浅部不得气，宜插针至深部以催气；深部不得气，宜提针至浅部以引气。有些补泻方法强调针刺时先浅后深或先深后浅。

（五）行针手法

毫针进针后，为了使患者产生针刺感应，或进一步调整针感的强弱，或使针感向某一方向扩散、传导而采取的操作方法，称为"行针"，亦称"运针"。常用的行针手法包括提插法和捻转法两种，两者既可单独应用，又可配合使用。

1. 提插法 提插法是将针刺入腧穴一定深度后，施以上提下插的操作手法。将针向上引退为提，将针向下刺入为插，如此反复地做上下纵向运动就构成了提插法（图1-18）。操作提插法时的指力一定要均匀一致，幅度不宜过大，一般以3～5分为宜，频率不宜过快，每分钟60次左右，保持针身垂直，不改变针刺角度、方向。通常认为行针时提插的幅度大，频率快，刺激量就大；反之，提插的幅度小，频率慢，刺激量就小。

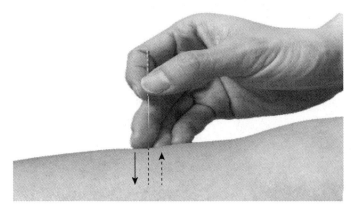

图1-18 提插法

2. 捻转法 捻转法即将针刺入腧穴一定深度后，施以向前向后捻转动作使针在腧穴内反复前后来回旋转的行针手法（图1-19）。捻转时，指力要均匀，角度要适当，一般应掌握在180°左右，不能单向捻针，否则针身易被肌纤维等缠绕，引起局部疼痛和导致滞针而使出针困难。一般认为捻转角度大，频率快，其刺激量就大；捻转角度小，频率慢，其刺激量则小。

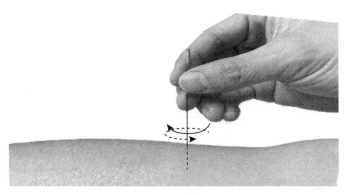

图1-19 捻转法

（六）针刺得气

得气是指医者将毫针刺入腧穴一定深度后，施以一定的行针手法，使针刺部位产生经气感应，这种针下的经气感应又称"气至"或"针感"。临床上可以通过患者对针刺的反应与医者手下的感觉两方面加以判定。一般患者方面的感觉主要有酸、麻、胀、重、凉、热、触电、跳跃、蚁行以及特定条件下的疼痛等。医者方面的感觉主要指针下沉、涩、紧等感觉的变化。感觉的性质与机体反应性、疾病的性质和针刺部位密切相关。此外，得气还指医者或患者观察到的针刺腧穴局部紧张凸起、穴位处肌肉跳动、循经性皮疹等改变，临床上比较少见。

得气是针刺产生治疗作用的关键，是判定医生针刺操作正确与否、患者经气盛衰、疾病预后转归、临床治疗效果有无的重要依据，也是针刺过程中进一步实施手法的基础。

一般情况下，取穴得当，针刺方向、角度、深浅适宜，多会出现得气感应。否则就应当探究未能得气的根源，采取相应的方法，以尽快促使得气。影响针刺得气的因素主要包括医者因素、患者因素和环境因素。

（七）针刺补泻

针刺补泻是指在针刺得气的基础之上，采用适当的针刺手法补益正气或疏泄病邪，从而调节人体脏腑经络功能，促使阴阳平衡、恢复健康的针刺方法。补泻手法的正确应用与否是临床取效的关键，而正确应用补泻手法又必须从临床寻求依据。

1. 徐疾补泻　进针后，浅层得气，随之缓慢进针至一定深度，再迅速退针至浅层，是为补法。快速进针至一定深度，得气后，随之缓慢退针至浅层，反复施行；重在徐出，是为泻法（图1-20）。速度是表象，重点是力度。

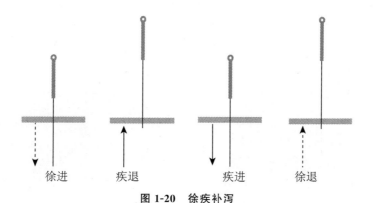

徐进　　疾退　　疾进　　徐退

图 1-20　徐疾补泻

2. 提插补泻　针刺得气后，在针下得气处反复施行小幅度的重插轻提手法，以下插用力为主，是为补法；针刺得气后，在针下得气处反复施行小幅度的轻插重提手法，以上提用力为主，是为泻法（图1-21）。

3. 捻转补泻　针刺得气后，在针下得气处反复施行捻转手法，拇指向前捻转时用力重（左转），指力下沉，拇指向后还原时用力轻，是为补法。针刺得气后，在针下得

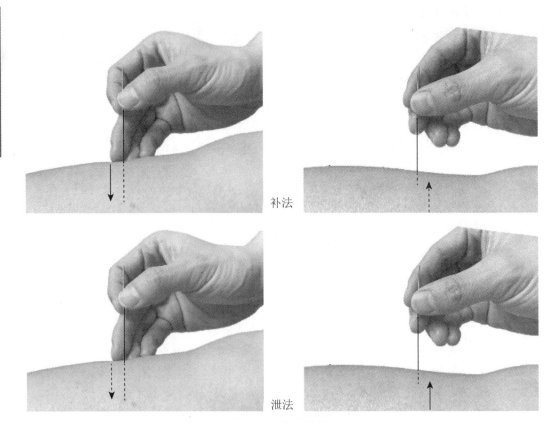

补法

泄法

图 1-21　提插补泻

气处反复施行捻转手法，拇指向后捻转时用力重（右转），指力上浮，拇指向前还原时用力轻，是为泻法（图 1-22）。

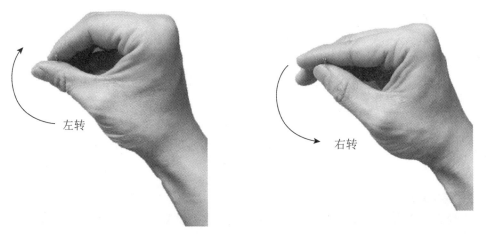

左转

右转

图 1-22　捻转补泻

4. 迎随补泻　进针时针尖随着经脉循行方向刺入为补法，针尖迎着经脉循行方向

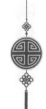

刺入为泻法。

5. 呼吸补泻　患者深呼气时进针，得气后，患者深吸气时出针，是为补法；患者深吸气时进针，得气后，患者深呼气时出针，是为泻法。

6. 开阖补泻　缓慢退针，出针后迅速按压针孔片刻，是为补法；快速出针，出针时摇大针孔且不加按压，是为泻法。

（八）留针法

将针刺入腧穴并施行手法后，为了加强针刺的作用和便于继续行针施术，即可出针或留针 10～30 min。留针方法可分为静留针法和动留针法两种，临床中留针与否及选用何种留针方法要根据患者的疾病性质和身体状况而灵活选用。

1. 静留针法　将针刺入穴位内，静置一段时间，其间不施行任何针刺手法的留针方法。短时间静留针法，即留针 10～30 min，为临床所常用；长时间静留针法，可静留针几小时，甚而几十小时，现多以皮内针埋藏的方式代替。

2. 动留针法　在留针期间，间歇进行行针操作、施以针刺手法的方法。可根据患者病情和留针时间的长短，每隔 5～10 min 行针一次。该方法有助于保持或加强针感。

在留针期间，要密切注意患者的面色和表情以防晕针。此外，在留针时，注意使患者姿势舒适、平稳，冬季注意保暖。

（九）出针法

在完成针刺手法或留针达到预定针刺目的和治疗要求后，即可出针。出针时，医者先以押手持消毒干棉球轻轻按压于针刺部位，刺手持针做轻微的提捻动作，感觉针下松动后，将针缓慢退至皮下，再将针迅速退出，然后用消毒干棉球按压针孔片刻。出针应根据患者病证虚实、体质强弱、针刺深浅和腧穴特点等具体情况而灵活操作，以免影响疗效，甚或引起出血、血肿、针刺后遗感等不良后果。出针后还要检查核对针数有否遗漏，并及时处理针刺后遗感，嘱患者稍事休息，待患者气息调匀、情绪稳定后方可离去。

五、针刺异常情况的预防与处理

（一）晕针

多见于首次接受针刺，恐针、畏痛、情绪紧张者，或素体虚弱者，或劳累过度者，或空腹者，或大汗、大泻、大出血者等；或由体位不当，刺激手法过强，诊室闷热，过于寒冷等原因导致。患者出现神情异常、头晕目眩、恶心欲吐等，甚见心慌气短、面色苍白、冷汗出、四肢厥冷、脉沉细等，重者出现神志昏迷、唇甲青紫、大汗淋漓、二便失禁、脉微欲绝等。

立即停止针刺，迅速全部出针。患者平卧，服用糖类饮料或制品（可能影响患者自身原有疾病者慎用）或温开水，通畅空气。重者在行上述处理后，可选水沟、素髎、内关、合谷、太冲、涌泉、足三里等穴指压或针刺之，亦可灸百会、气海、关元等穴，一般患者可逐渐恢复正常。若见不省人事、呼吸微弱、脉微欲绝者，可配合现代医学急救措施。如出针后患者有晕针现象，应休息观察并做相应处理。

（二）滞针

多因患者局部肌肉痉挛，进针后患者移动体位，医者向单一方向捻针太过，肌纤维缠绕于针身所致。或留针时间过长，在行针时或出针时，医者捻转、提插和出针均感困难，若勉强行捻转、提插时，患者痛不可忍。此时须做好耐心解释，消除其紧张情绪。体位移动者，需帮助其恢复原来体位；单向捻转过度者，需向反方向捻转；或用手指在滞针邻近部位做循按手法，或弹动针柄，或在针刺邻近部位再刺一针，以宣散邪气、解除滞针。

（三）弯针

由医者手法不熟练，进针用力过猛过速，针下碰到坚硬组织，进针后患者改变了体位，外力碰击或压迫针柄，针刺部位处于痉挛状态，滞针处理不当等导致。针柄改变了进针时或留针时的方向和角度，医者提插、捻转和出针均感困难，患者感觉针刺部位疼痛。

出现弯针后，不得再行手法，切忌强拔针、猛退针，以防引起折针、出血等。若体位移动所致者，须先恢复原来体位，局部放松后始可退针。若针身弯曲度较小者，可按一般的起针方法，随弯针的角度将针慢慢退出。若针身弯曲度大者，可顺着弯曲的方向轻微地摇动退针。如针身弯曲不止一处，须结合针柄扭转倾斜的方向逐次分段退出，切勿急拔猛抽，以防断针。

（四）断针

由针具检查疏忽或使用劣质针具，针刺或留针时患者改变了体位，针刺时将针身全部刺入，行针时强力提插、捻转引起肌肉痉挛，遇弯针、滞针等异常情况处理不当并强力出针，外物碰撞、压迫针柄等导致。

医者应冷静、沉着，并告诫患者不要恐惧，保持原有体位，以防残端向深层陷入。若残端尚有部分露于皮肤之外，可用镊子钳出。若残端与皮肤相平或稍低，而折面仍可看见，可用左手拇、食二指垂直向下挤压针孔两旁，使残端露出皮肤之外，右手持镊子将针拔出。若残端深入皮下，须采用外科手术方法取出。

（五）针刺导致血管损伤

由于针刺过程中刺伤血管，或者患者凝血机制障碍，导致出针后针刺部位出血或肿胀疼痛，甚见皮肤呈青紫等现象。

出血者，可用干棉球行长时间按压。若微量的皮下出血而出现局部小块青紫时，一般不必处理，可自行消退。若局部肿胀疼痛较剧，青紫面积大而且影响到活动功能时，在 24 h 内先冷敷止血，24 h 之后，再做热敷或在局部轻轻按揉，使局部瘀血吸收消散。

（六）针后异常感

由于毫针遗留、未完全出完，针刺时患者移动体位或外物碰压针柄，医生手法不熟练，留针时间过长等原因，导致针刺部位遗留疼痛、沉重、麻木、酸胀等不适感的现象。

如有遗留未出之针，应随即出针，退针后让患者休息片刻再离去。在患者针刺局部做循按手法或推拿，后遗感即可消失或改善。对原病加重者，应查明原因，调整治则和手法，另行针治。局部出血、青紫者，可用棉球按压片刻，血肿青紫明显者，应先冷敷再热敷。

（七）气胸

由于针刺胸部、背部及邻近穴位不当，刺伤胸膜，空气聚于胸腔而造成气胸。患者突感胸闷、胸痛、心悸、气短、呼吸不畅、刺激性干咳，严重者呼吸困难、发绀、冷汗、烦躁、精神紧张，甚至出现血压下降、休克等危急现象。视诊可见患侧肋间隙变宽、胸廓饱满，叩诊患侧呈鼓音，听诊患侧呼吸音减弱或消失，触诊或可见气管向健侧移位。影像学检查可见患侧肺组织被压缩。部分患者出针后并不立即出现症状，而是过一定时间才逐渐感到胸闷、疼痛、呼吸困难等。

一旦发生气胸，应立即出针；患者采取半坐卧位休息，避免屏气、用力、高声呼喊，应平静心情，尽量减少体位翻转。一般轻者可自然吸收；如有症状，可对症处理，如给予镇咳、消炎等药物，以防止因咳嗽扩大创孔，避免加重和感染。重者，如出现呼吸困难、发绀、休克等现象，应立即组织抢救。

（八）刺伤神经系统

1. 刺伤中枢神经系统　指颈项部、背部、脊柱及附近腧穴针刺不当，刺入脑、脊髓，引起头痛、恶心、呕吐，甚至昏迷等现象。多由于针刺的方向及深度不当，容易伤及延髓，造成脑组织损伤，严重者出现脑疝等严重后果。针刺胸腰段以及棘突间腧穴时，针刺过深，或手法太强，可误伤脊髓。应立即出针，轻者加强观察，安静休息，渐渐能恢复；重者应配合现代医学措施进行及时救治。

2. 刺伤周围神经　指针刺引起的周围神经损伤，出现损伤部位感觉异常、肌肉萎缩、运动障碍等现象。多因使用粗针强刺激出现触电感后仍然大幅度提插，或留针时间过长，或同一腧穴反复针刺等导致。应该在损伤后立即采取治疗措施，轻者可做按摩，嘱患者加强功能锻炼，可应用 B 族维生素类药物治疗，如在相应经络腧穴上进行 B 族维生素类穴位注射；重者应配合现代医学措施进行处理。

第二节　电针技术

电针是在毫针针刺得气的基础上，应用电针仪输出脉冲电流，通过毫针作用于人体一定部位以防治疾病的一种针刺方法。电针是毫针与电生理效应的结合，不仅可以提高毫针的治疗效果，减少操作者的持续行针操作，还扩大了针灸的治疗范围，已经成为临床普遍使用的针灸治疗方法。电针仪的类型多种多样，如 G6805 型电针治疗仪、韩氏穴位神经刺激仪、电子针疗仪、音乐电针仪等。

一、电针仪

电针仪种类很多，目前我国普遍使用的电针仪均属于脉冲发生器的类型，基本结构由电源电路、方波发生器电路、控制电路、脉冲主振电路和输出电路五部分组成（图1-23）。

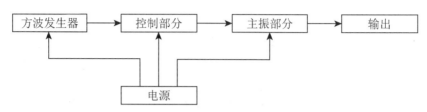

图1-23 脉冲发生器类型电针仪原理方框图

其性能比较稳定，可使用交、直流两用电源，能够输出连续波、疏密波、断续波。连续波频率为 $1\sim100$ Hz 可调；疏密波其疏波为 4 Hz，密波为 20 Hz 可调；断续波为 $1\sim100$ Hz 可调。正脉冲幅度（峰值）为 50 V，负脉冲幅度（峰值）为 35 V。正脉冲波宽为 500 μs，负脉冲波宽为 250 μs。

二、操作方法

在使用该仪器之前，首先应该逐一检查电针仪各输出旋钮或按键并调整到"零"位，然后将电源插头插入 220V 交流电插座内。

使用时，将电极线插头端插入相应的主机输出插孔，每路输出可以根据临床需要和患者耐受性任意调节。

治疗时，电极线输出端两极的导线夹分别连接于毫针针柄或针体，形成电流回路，要求应确保连接牢靠、导电良好。通常电针治疗选穴宜成对，以 $1\sim3$ 对（$2\sim6$ 个穴位）为宜。当选择单个腧穴进行治疗时，无关电极用盐水浸湿的纱布裹上，固定在同侧经脉的皮肤上。同一对输出电极连接在身体的同侧，在胸、背部的穴位上使用电针时，不可将两个电极跨接在身体两侧，避免电流回路经过心脏。

通常主穴接负极，配穴接正极。打开电针仪电源开关，选择治疗所需的波形、频率，调节对应输出旋钮，从零位开始逐级、缓慢加大电流强度，调节至合适的刺激强度，避免突然加大电流强度而给患者造成突然的刺激。

如进行较长时间的电针治疗，患者会产生适应性，即感到刺激逐渐变弱，此时可适当增加刺激强度，或采用间歇通电的方法。如有必要在电针治疗过程中对波形、频率进行调整时，应首先调节电流强度至最小，然后再变换波形和频率。电针治疗完成后，应首先缓慢将各个旋钮调至零位，关闭电针仪电源开关，然后从针柄或针体取下电极线。

各种不同疾病的疗程不尽相同，一般 5～10 天为 1 个疗程，每日或隔日治疗 1 次，急症患者每日可电针 2 次。两个疗程中间可以间隔 3～5 天。

三、刺激参数

（一）波形

常见电针刺激仪所设置的脉冲波形有方形波、尖峰波、三角波和锯齿波，也有正向是方形波，负向是尖峰波的。但单个脉冲波根据频率和不同输出方式组合形成了连续波、疏密波、断续波等。

1. 连续波 连续波是一种时间间隔一样的连续脉冲，有频率可调性。根据频率变化，又可分为疏波和密波。

（1）疏波：刺激作用较强，能引起肌肉收缩，产生较强的震颤感，提高肌肉韧带张力，促进神经肌肉功能的恢复。常用于治疗痿症、慢性疼痛，各种肌肉、关节及韧带的损伤等。

（2）密波：能降低神经应激功能，抑制脊髓兴奋性。常用于止痛、镇静、缓解肌肉和血管痉挛等，尤用于急性疼痛。

2. 疏密波 疏波和密波交替出现的频率固定的组合波，疏密交替持续的时间各约 1.5 s。该波可以引起肌肉有节奏的舒缩，刺激各类镇痛介质的释放，加强血液循环和淋巴循环，调节组织的营养代谢，消除炎症水肿等。常用于各种痛症、软组织损伤、关节炎、面瘫、肌肉无力等。

3. 断续波 是有节律的时断时续自动出现的组合波，频率可调。断时无脉冲电输出，续时密波连续输出，一般均在 1.5 s 左右。这种波形对人体有强烈的震颤感，机体不易产生电适应性，能提高肌肉组织的兴奋性，对横纹肌有良好的刺激收缩作用。常用于治疗痿症、瘫痪。

（二）频率

频率是指每秒钟内出现的脉冲个数，其单位为赫兹（Hz），目前使用的电针仪设置的常用频率为 1～100 Hz。同频率的电针可引起中枢释放不同类型的神经递质。低频（2 Hz）主要刺激高位中枢释放脑啡肽和内啡肽等，而高频（100 Hz）刺激脊髓释放强啡肽，因其生物效应不同，临床使用时应根据不同病情适当选择。

（三）强度

电针的刺激强度主要取决于波幅的高低，波幅的计量单位是伏特（V），电针刺激强度一般通过电极输出端强度调节键实施。当电针刺激时，患者局部肌肉应呈节律性收缩，以患者能接受和耐受的强度为宜。

（四）时间

电针单次刺激的时间一般为 15～60 min，刺激长短需因病、因人而异，用于镇痛一般需有 30 min 及以上的电针刺激时间。电针时间过短可能尚未起效，过长则容易产生耐受。

四、电针选穴

电针的选穴方法除了按经络辨证、脏腑辨证取穴外，通常还可按神经干通过点和肌肉神经运动点取穴。

头面部：选取听会、翳风（面神经）；下关、阳白、四白、夹承浆（三叉神经）。

上肢部：选取颈夹脊 6～7、天鼎（臂丛神经）；青灵、小海（尺神经）；手五里、曲池（桡神经）；曲泽、郄门、内关（正中神经）。

下肢部：选取环跳、殷门（坐骨神经）；委中（胫神经）；阳陵泉（腓总神经）；冲门（股神经）。

腰骶部：选取气海俞（腰神经）；八髎（骶神经）。

穴位的配对，若属神经功能受损，可按照神经分布特点取穴。如面神经麻痹，可取下关、翳风为主；皱额障碍配阳白、鱼腰；鼻唇沟变浅配水沟、迎香；口角歪斜配地仓、颊车。坐骨神经痛除取环跳、大肠俞外，配殷门、委中、阳陵泉等穴。

以上电针腧穴的选用仅供参考，还应根据患病部位、病情需要、腧穴间的距离等进行配对和调整。

五、临床应用

电针的适应范围和毫针刺法基本相同，可广泛应用于内、外、妇、儿、眼、耳鼻咽喉、骨伤等各科疾病，并可用于针刺麻醉，尤常用于头痛、三叉神经痛、坐骨神经痛、牙痛、痛经、面神经麻痹、多发性神经炎、精神分裂症、癫痫、神经衰弱、视神经萎缩、肩周炎、风湿性关节炎、类风湿关节炎、腰肌劳损、骨质增生、关节扭挫伤、脑血管病后遗症、耳鸣、耳聋、子宫脱垂、遗尿、尿潴留等。

六、注意事项

（1）电针仪使用前必须检查其性能是否良好，输出是否正常。

（2）调节输出量应缓慢，开机时输出强度应逐渐从小到大，切勿突然增大，以免发生意外。

（3）靠近延脑、脊髓等部位使用电针时，电流量宜小，并注意电流的回路不要横跨中枢神经系统，不可过强刺激。

（4）禁止电流直接流过心脏，不允许左右上肢的两个穴位同时接受一路输出治疗。

（5）电针治疗过程中患者出现晕针现象时，应立即停止电针治疗，关闭电源，按毫针晕针的处理方法处理。

（6）作为温针使用过的毫针，针柄表面往往氧化而不导电，应用时须将输出线夹在毫针的针体上或使用新的毫针。

（7）年老、体弱、醉酒、饥饿、过饱、过劳等，不宜使用电针。

（8）皮肤破损处、肿瘤局部、孕妇腹部、心脏附近、安装心脏起搏器、颈动脉窦附近禁忌电针。

第三节 皮肤针法

皮肤针法是我国古代"半刺""浮刺""毛刺""扬刺"等针法的发展。通过叩刺皮部，以疏通经络、调和气血，促使机体恢复正常，从而达到防治疾病的目的。

一、针具

皮肤针是针头呈小锤形的一种针具，一般针柄长 15～19 cm，一端附有莲蓬状的针盘，下边散嵌着不锈钢短针。针柄有软柄和硬柄两种类型，软柄一般用有机玻璃或硬塑料制作。根据所嵌针数的不同，又分别称为梅花针（五支针）、七星针（七支针）（图 1-24）、罗汉针（十八支针）等。

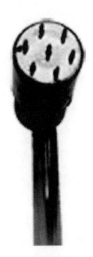

图 1-24　皮肤针针具（七星针）

二、操作方法

（一）操作前准备

针刺前针具灭菌。施针前在局部皮肤用 2％碘酊进行消毒，再用 75％酒精棉脱碘。

（二）持针姿势

软柄和硬柄皮肤针的持针姿势不同，软柄皮肤针需将针柄末端置于掌心，拇指居上，食指在下，余指呈握拳状固定针柄末端（图 1-25）。硬柄皮肤针一般用右手握针柄，以无名指、小指将针柄末端固定于小鱼际处，一般针柄末端露出手掌后约 2～5 cm，以拇、中二指夹持针柄，食指置于针柄中段上面（图 1-26）。

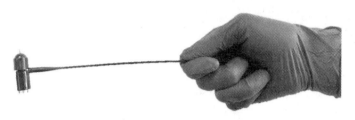

图 1-25　软柄皮肤针持针姿势

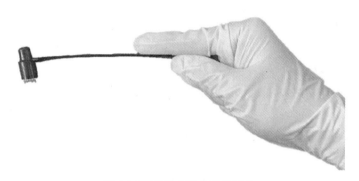

图 1-26　硬柄皮肤针持针姿势

（三）叩刺方法

皮肤常规消毒后，针尖对准叩刺部位，运用灵活的腕力垂直叩刺，即将针尖垂直叩击在皮肤上，并立刻弹起，如此反复进行。

（四）刺激强度

根据患者病情、体质、年龄和叩刺部位的不同，可分别采用弱刺激、中等刺激和强刺激。

1. 弱刺激　用较轻的腕力叩刺，冲力小，针尖接触皮肤的时间愈短愈好，局部皮肤略见潮红，患者无疼痛感觉。适用于年老体弱、小儿、初诊患者，以及头面五官肌肉浅薄处。

2. 强刺激　用较重的腕力叩刺，冲力大，针尖接触皮肤的时间可稍长，局部皮肤可见出血，患者有明显疼痛感觉。适用于年壮体强，以及肩、背、腰、臀、四肢等肌肉丰厚处。

3. 中等刺激　叩刺的腕力介于强、弱刺激之间，冲力中等，局部皮肤潮红，但无出血，患者稍觉疼痛。适用于多数患者，除头面五官等肌肉浅薄处，其他部位均可选用。

（五）叩刺部位

可分为循经叩刺、穴位叩刺和局部叩刺三种。

1. 循经叩刺　指沿着与疾病有关的经脉循行路线叩刺。主要用于项、背、腰、骶部的督脉和膀胱经，其次是四肢肘、膝以下的三阴、三阳经。可治疗相应脏腑经络病变。

2. 穴位叩刺　指选取与疾病相关的穴位叩刺。主要用于背俞穴、夹脊穴和阳性反应点。

3. 局部叩刺　指在病变局部叩刺。如治疗头面五官、关节及局部扭伤、顽癣等疾病可叩刺病变局部。

三、临床应用

（1）疼痛类疾病，如头痛、疱疹后遗痛、肩背痛、腰痛、痛经、痹证等。

（2）消化系统疾病，如呃逆、胃脘痛、腹痛等。

（3）呼吸系统疾病，如鼻塞、哮喘等。

（4）泌尿生殖系统疾病，如遗尿、遗精等。

（5）其他，如失眠、面瘫、斑秃、荨麻疹、痿症、肌肤麻木、小儿惊风、脑瘫等。

四、注意事项

（1）注意检查针具，当发现针尖有钩毛或缺损、针锋参差不齐者，须及时修理。

（2）针具及针刺局部皮肤均应消毒。重刺后，局部皮肤需用酒精棉球消毒并应注意保持针刺局部清洁，以防感染。

（3）操作时运用腕力垂直叩刺，并立即抬起。不可斜刺、压刺、慢刺、拖刺，避免使用臂力。

（4）局部皮肤有创伤、溃疡及瘢痕者，不宜使用本法。

第四节　皮内针法

皮内针法是以皮内针刺入并固定于腧穴部位的皮内或皮下，进行较长时间刺激以治疗疾病的方法。适用于需要持续留针的慢性疾病以及经常发作的疼痛性疾病。

一、针具

皮内针是用不锈钢制成的小针，有揿钉型和麦粒型两种。揿钉型皮内针也称图钉型皮内针，针身长 2～3 mm，针身直径 0.28～0.32 mm，针柄呈圆形，其直径 4 mm，针身与针柄垂直（图 1-27）。麦粒型皮内针也称颗粒型皮内针，针身长 5～10 mm，针身直径 0.28 mm，针柄呈圆形，其直径 3 mm，针身与针柄在同一平面（图 1-28）。

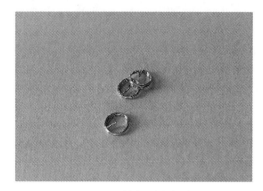

图 1-27 揿钉型皮内针

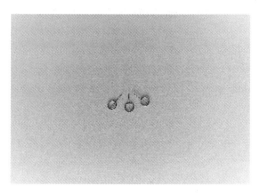

图 1-28 麦粒型皮内针

二、操作方法

（一）操作前准备

针刺前针具高压蒸汽灭菌，或以 75% 酒精浸泡 30 min 消毒。施针前在局部皮肤用 2% 碘酊进行消毒，再用 75% 酒精棉脱碘。

（二）针刺方法

1. 揿钉型皮内针 一手固定腧穴部皮肤，另一手持镊子夹持针尾直刺入腧穴皮内，再用脱敏胶布覆盖针尾、粘贴固定。

2. 麦粒型皮内针 一手将腧穴部皮肤向两侧舒张，另一手持镊子夹持针尾平刺入腧穴皮内。然后用脱敏胶布从针尾沿针身向刺入的方向覆盖、粘贴固定。

每日按压胶布 3～4 次，每次约 1 min，以患者耐受为度，两次间隔约 4 h。埋针期间，患者可自行每天按压数次，以增强刺激量。一般留针 3～5 天，最长可达 1 周。若天气炎热，留针时间不宜超过 2 天，以防感染。

三、临床应用

（1）慢性难治性疾病，如高血压、神经衰弱、支气管哮喘、软组织损伤、月经不调、小儿遗尿等。

（2）反复发作的疼痛类疾病，如偏头痛、三叉神经痛、面肌痉挛、痛经、胃脘痛、胆绞痛、关节痛等。

（3）其他，如戒毒、减肥等。

四、注意事项

（1）埋针宜选用较易固定和不妨碍肢体运动的穴位。

（2）埋针后，若患者感觉局部刺痛，应将针取出重埋或改用其他穴位。

（3）埋针期间，针处不要着水，以免感染。

（4）热天出汗较多，埋针时间不宜过长。

（5）若发现埋针局部感染，应将针取出，并对症处理。

（6）溃疡、炎症、不明原因的肿胀部位，禁忌埋针。

第五节　三棱针法

三棱针法也称刺络泻血法，源于古代九针之一的"锋针"。古人对刺络泻血法非常重视。《灵枢·官针》记载有"络刺""赞刺""豹文刺"等法，虽针具、方法不尽相同，但都属于刺络泻血法的范畴。

一、针具

三棱针一般用不锈钢制成，分为大、中、小三种型号，大号规格 2.6 mm×65 mm，中号规格 2 mm×65 mm，小号规格 1.6 mm×65 mm，针柄较粗呈圆柱形，针身呈三棱形，尖端三面有刃，针尖锋利（图 1-29）。

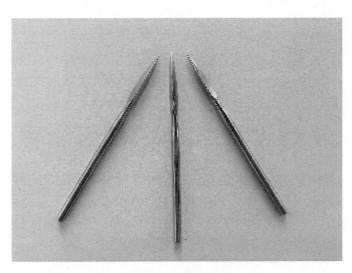

图 1-29　三棱针针具

二、操作方法

针具使用前应行高压消毒，或放入 75％乙醇内浸泡 30 min。施针前在局部皮肤用 2％碘酊进行消毒，再用 75％酒精棉脱碘。一般以右手持针，用拇、食两指捏住针柄中段，中指指腹紧靠针身侧面，露出针尖 2～3 mm（图 1-30）。

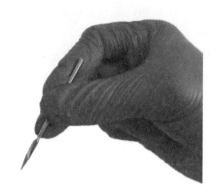

图 1-30　持针法

三棱针的操作方法一般分为点刺法、刺络法、散刺法、挑治法四种。

（一）点刺法

针刺前，在预定针刺部位上下用左手拇指、食指向针刺处推按，使血液积聚于点刺部位。常规消毒后，左手拇、食、中三指夹紧被刺部位，右手持针，直刺 2～3 mm，快进快出，轻轻挤压针孔周围，使出血数滴或挤出少量液体。然后用消毒干棉球按压针孔。为了刺出一定量的血液或液体，点刺穴位的深度不宜太浅。此法多用于指趾末端、面部、耳部的穴位，如十宣、十二井穴等处（图 1-31）。

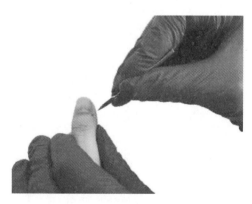

图 1-31　点刺法

（二）刺络法

常规消毒后，右手持针垂直点刺，快进快出，动作要求稳、准、快。一次出血5～10 ml。此法多用于有小静脉显现的部位，如下肢后面、额部、颞部、足背等部位。点刺较深、较大静脉时，先用带子或橡皮管，结扎在针刺部位上端（近心端），然后迅速消毒，针刺时左手拇指压在被针刺部位下端，右手持三棱针对准被针刺部位的静脉，刺入静脉 1～2 mm 深即将针迅速退出，出血停止后，再用消毒棉球按压针孔。本法出血量较大，一次治疗可出血几十甚至上百毫升，多用于肘窝、腘窝的静脉及小静脉瘀滞处（图 1-32）。

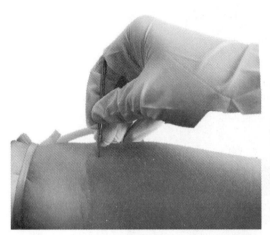
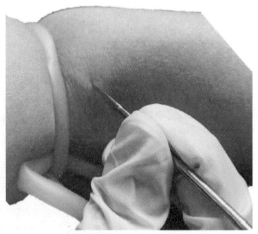

图 1-32　刺络法

（三）散刺法

根据病变部位大小不同，由病变外缘环形向中心点刺，以促使瘀血或水肿的排泄，达到"宛陈则除之"，通经活络的目的（图 1-33）。针刺深浅根据局部肌肉厚薄、血管深浅而定。此法多用于局部瘀血、水肿、顽癣等。

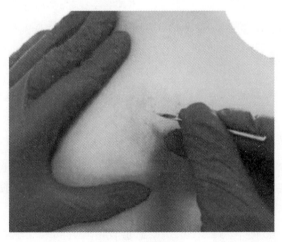

图 1-33　散刺法

（四）挑治法

局部消毒后，左手捏起施术部位皮肤，右手持针先以 15°～30°角进入皮肤，然后上挑针尖，挑破皮肤或皮下组织，并可挤出一定量的血液或少量液体，然后用无菌敷料保护创口，以胶布固定（图1-34）。挑刺的部位可以选用经穴，也可选用奇穴，更多选用阿是穴。在选用阳性反应点时，应注意与痣、毛囊炎、色素斑及背俞穴相鉴别。

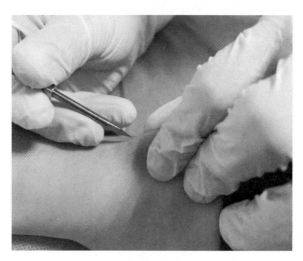

图1-34　挑治法

三、临床应用

三棱针刺络放血具有通经活络、开窍泻热、消肿止痛等作用，适应范围较为广泛，凡各种实证、热证、瘀血、疼痛等均可应用。

（1）较常用于急症，如昏厥、高热、中风闭证、急性咽喉肿痛、中暑等。

（2）某些慢性病，如顽癣、扭挫伤、头痛、肩周炎、丹毒、指（趾）麻木等。

四、注意事项

（1）对患者要做必要的解释工作，以消除思想顾虑，尤其是对放血量较大者。

（2）严格消毒，防止感染。

（3）操作时手法宜轻、稳、准、快，不可用力过猛，防止刺入过深、创伤过大，损害其他组织，更不可伤及动脉。

（4）对体弱、贫血、低血压、妇女怀孕和产后等，均要慎重使用。凡有出血倾向和血管瘤的患者，不宜使用本法。

（5）刺血治疗一般隔2～3天1次，出血量较多者可间隔1～2周1次。

第六节　火　针　法

火针古称"燔针"，火针刺法称为"焠刺"，是将特制的金属针具烧红，迅速刺入人体的一定部位或腧穴，并快速退出以治疗疾病的一种方法。临床上常用于持续性疼痛，寒性、慢性疾病，涉及临床各科。

一、针具

火针针具多选用能耐高温、不退热、变形少、不易折、高温下硬度强的钨合金或不锈钢丝制作，形似毫针，针型较粗，针柄多用铜丝缠绕而成。临床根据火针所刺部位深浅大小等情形的不同，可选用单头火针、三头火针、平头火针、三棱火针等（图1-35）。

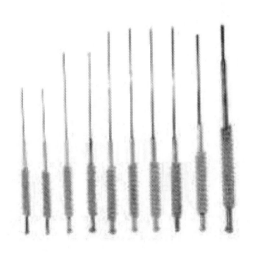

图 1-35　火针针具

二、操作方法

（一）消毒

针刺前对局部进行严格消毒，先用2％碘酒消毒，再以75％酒精脱碘或用0.5％～1％碘酒消毒。

（二）火针常用刺法

火针常用刺法包括点刺法、密刺法、散刺法、围刺法和刺络法。

1. 点刺法　在腧穴上施以单针点刺的方法。

2. 密刺法　在体表病灶上施以多针密集刺激的方法，每针间隔不超过1cm。

3. 散刺法　在体表病灶上施以多针密集刺激的方法，每针间隔2cm左右。

4. 围刺法　围绕体表病灶周围施以多针刺激的方法，针刺点在病灶与正常组织的交接处。

5. 刺络法　用火针刺入体表血液瘀滞的血络，放入适量血液的方法。

（三）烧针与针刺

1. 烧针   在使用火针前必须将针烧红，多先烧针身，后烧针尖。火针烧灼的程度根据治疗需要，可将针烧至白亮、通红或微红（图1-36）。若针刺较深，需烧至白亮，速进疾出，否则不易刺入，也不易拔出，而且剧痛；若针刺较浅，可烧至通红，速入疾出，轻浅点刺；若针刺表浅，烧至微红，在表皮部位轻而稍慢地烙熨。

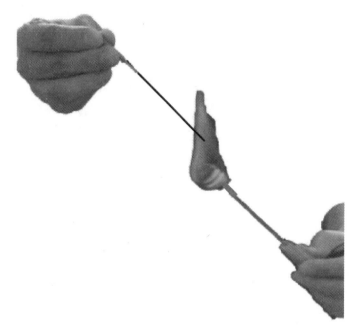

图1-36   烧针

2. 刺针   医者用左手拿点燃的酒精灯，右手持针，尽量靠近施治部位，烧针后对准穴位垂直点刺，速入疾出。四肢、腰腹部针刺稍深，可刺2～5分深；胸背部针刺宜浅，可刺1～2分深；痣疣的针刺深度以刺至基底的深度为宜。出针后用无菌干棉球按压针孔，以减少疼痛并防止出血。要求术者全神贯注，动作熟练敏捷。

三、临床应用

本法具有温经散寒、通经活络、软坚散结、祛腐生肌等作用。常用病证如下。

（1）以疼痛为主要症状且缠绵难愈的病证，如各种痹症（风湿与类风湿性关节炎）、网球肘、肩周炎、骨性关节炎、滑膜炎、腱鞘炎、腰椎病、腰肌劳损、痛经、胃脘痛、三叉神经痛等。

（2）皮肤病，如神经性皮炎、蛇串疮、象皮腿、湿疹、痣、疣等。

（3）外科感染性疾病，如痈疽、丹毒、瘰疬等。

（4）慢性疾病，如慢性结肠炎、癫痫、阳痿、下肢静脉曲张、小儿疳积等。

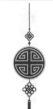

四、注意事项

（1）施术时应注意安全，防止烧伤等异常情况。

（2）除治疗痣、疣外，面部禁用火针；有大血管、神经干的部位禁用火针。

（3）针刺后针孔局部若出现微红、灼热、轻度疼痛、瘙痒等表现，属正常现象，可不作处理，且不宜搔抓，以防感染。

（4）针刺1～3分深，出针后可不做特殊处理，若针刺4～5分深，出针后用消毒纱布敷盖针孔，用胶布固定1～2天，以防感染。

（5）孕妇、产妇及婴幼儿慎用；糖尿病、血友病、凝血机制障碍患者禁用火针。

（6）对初次接受火针治疗的患者，应做好解释工作，消除恐惧心理，以防晕针。

第二章 艾灸技术

灸法的种类十分丰富，一般依据施灸材料可分为艾灸法和非艾灸法两大类。凡以艾叶为主要施灸材料的均属于艾灸法。艾灸法是灸法的主体，临床应用最为广泛，依据操作方式的不同，又可分为艾条灸、艾柱灸、温针灸、温灸器灸及较为特殊的艾灸法。

第一节 艾 条 灸

艾条又称艾卷，是用艾绒为主要成分卷成的圆柱形长条。一般长 20 cm，直径约 1.5 cm。因其使用简便，不起泡，不发疮，无痛苦，患者还可以自灸，故临床应用广泛。根据内含药物的有无，又分为纯艾条（清艾条）和药艾条两种。一般纯艾条和药物艾条均有产品销售，无需自己制作，但若加入特殊处方药物，则需自制。

一、分类

艾条灸，又称艾卷灸，是用特制的艾条在穴位上熏烤或温熨的施灸方法。艾条灸有悬起灸和实按灸两种。

1. 悬起灸 是将点燃的艾条悬于施灸部位之上的一种灸法。悬起灸的操作方法又分为温和灸、回旋灸和雀啄灸。

2. 实按灸 多采用药物艾条，古代的太乙针、雷火针等多为此法。

二、操作方法

（一）悬起灸

一般艾火距皮肤 2～3 cm，灸 10～15 min，以灸至皮肤温热红晕，而又不致烧伤皮肤为度（图 2-1）。

1. 温和灸 将艾卷的一端点燃，对准应灸的腧穴部位或患处，距离皮肤 2～3 cm，进行熏烤，使患者局部有温热感而无灼痛为宜，一般每穴灸 10～15 min，至皮肤红晕为度。如遇到昏厥或局部知觉减退的患者及小儿时，医者可将食、中两指置于施灸部位两侧，这样可以通过医生的手指来测知患者局部受热程度，以便随时调节施灸距离，掌握施灸时间，防止烫伤。

2. 雀啄灸 施灸时，艾卷点燃的一端与施灸部位的皮肤并不固定在一定的距离，而是像鸟雀啄食一样，一上一下地移动。

3. 回旋灸 施灸时，艾卷点燃的一端与施灸皮肤保持在一定的距离，但位置不固定，而是均匀地向左右方向移动或反复旋转地进行灸治。

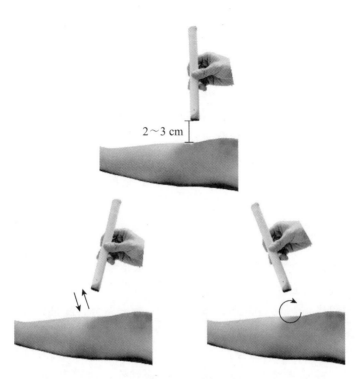

2～3 cm

图 2-1 悬起灸

（二）实按灸

施灸时，先在施灸腧穴或患处垫上数层布或纸，然后将药物艾卷的一端点燃，趁热按到施术部位上，使热力透达深部。由于用途不同，艾绒里掺入的药物处方各异（图 2-2）。

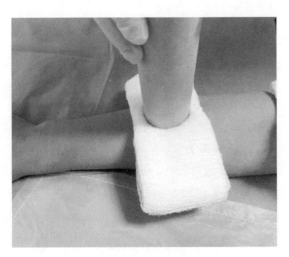

图 2-2 实按灸

三、临床运用

艾条灸的应用范围非常广泛，它既可治疗经络、体表的病证，也可以治疗脏腑的病证；既可以治疗多种慢性病证，又可以治疗一些急证、危重病证；既能治疗多种虚寒证，也可以治疗某些实热证。可应用于临床上绝大多数病证的治疗及辅助治疗，尤其对风寒湿痹、寒痰喘咳、肩凝，以及脏腑虚寒、元阳虚损引起的各种病证应用较多，疗效较好。近几十年来应用于慢性肝炎、恶性肿瘤、艾滋病等，对于改善症状、减轻放化疗副作用及病理性指标有一定的作用。概言之，艾条灸无论用于何种疾病，都必须详查病情，细心诊断，根据患者的年龄和体质，选择合适的穴位和施灸方法，掌握适当的灸量，以达到预期的效果。

四、注意事项

（1）施灸的体位。患者体位要舒适，并便于医生操作。一般空腹、过饱、极度疲劳时不宜施灸。直接灸宜采取卧位，注意防止晕灸的发生。

（2）施灸的顺序。一般是先灸上部，后灸下部；先背、腰部、腹部；先头部，后四肢。

（3）禁灸与慎灸的部位。颜面部、心区、体表大血管部和关节肌腱部不可用瘢痕灸。妇女妊娠期，腰骶部和小腹部禁用瘢痕灸，其他灸法也不宜灸量过重。对昏迷、肢体麻木不仁及感觉迟钝的患者，勿灸过量，以避免烧伤。

（4）灸疮、灸泡的处理。灸疮的处理，详见"化脓灸"。灸后起泡者，小者可自行吸收，大者可用消毒针穿破，放出液体，敷以消毒纱布、用胶布固定即可。

（5）环境与防火。施灸过程中，室内宜保持良好的通风。严防艾火烧坏衣服、床单等。施灸完毕，必须把艾火彻底熄灭，以防火灾。

第二节 艾 柱 灸

将艾柱放在穴位上施灸的治疗方法称为艾柱灸。艾柱即以艾绒为材料制成的圆锥形或圆柱形的小体。圆锥形艾柱为传统形式，至今仍广泛应用，圆柱形艾柱为现代生产的新式艾柱。

艾柱的大小，古代多以物比喻，最小者如黍米大，最大者如鸡卵大，常用者如麦粒大、黄豆大、蚕豆大。现代分为大、中、小三号。大号炷的高和炷底直径均为 1 cm，如蚕豆大；中号艾柱的高和炷底直径均为 0.5 cm，如黄豆大或半个枣核大；小号艾柱的高和炷底直径均为 0.3 cm，如麦粒大。施灸时，每燃烧一个艾柱即成为 1 壮。圆柱形艾柱有商品销售，形似铆钉，也有大小号之分。

一、分类

艾柱灸可分为间接灸和直接灸两种。

（一）间接灸

也称隔物灸、间隔灸，是将艾柱与皮肤之间衬隔某种物品而施灸的一种方法。本法根据所隔物品的不同，可分为数十种。所隔物品大多为药物，既可用单味药物，也可用复方药物，药物性能不同，临床应用的范围也有所异。临床常用的有隔姜灸、隔盐灸、隔蒜灸、隔附子饼灸等。

（二）直接灸

又称着肤灸、明灸，是将艾柱直接放在皮肤上点燃施灸的方法。根据施灸的程度不同，灸后有无烧伤化脓，又分为化脓灸（瘢痕灸）和非化脓灸（非瘢痕灸）。

二、操作方法

（一）间接灸

1. 隔姜灸　切取厚约0.3 cm生姜1片。在中心处用针穿刺数孔，上置艾柱放在穴位上，用火点燃施灸，如患者感觉灼热不可忍受时，可将姜片向上提起，稍待片刻，重新放下再灸。艾柱燃尽后另换一炷依前法再灸，直到局部皮肤潮红为止。一般每穴灸5～7壮。本法可根据病情反复施灸，对风寒咳嗽、腹痛、泄泻、风寒湿痹、痛经、颜面神经麻痹等均可应用，尤宜于寒证（图2-3）。

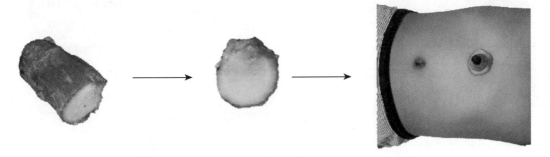

图2-3　隔姜灸法

2. 隔盐灸　又称神阙灸，用于脐窝部施灸，用干燥纯净的食盐末适量，将脐窝填平，或于盐上再置一薄姜片，上置艾柱，用火点燃施灸。如患者感到灼痛时即用镊子夹去残炷，另换一炷再灸，灸满规定的壮数为止。本法可治疗急性腹痛、泄泻、痢疾、风湿痹证及阳气虚脱证。古代常用于强身健体（图2-4）。

3. 隔蒜灸　用独头蒜，或较大蒜瓣横切成0.3 cm厚的蒜片，中心处用针穿刺数孔，置于穴位或患处皮肤上，再将艾柱置于蒜瓣之上，用火点燃施灸。当患者感到灼痛时，另换一炷再灸，每灸4～5壮可换一新蒜片。也可将大蒜捣烂如泥，敷于患处，上置艾柱点燃施灸。本法多用于未溃之化脓性肿块，如乳痈、疖肿以及瘰疬、牛皮癣、神经性皮炎、关节炎、手术后瘢痕等（图2-5）。

4. 隔附子饼灸　将生附子研为细末，用黄酒调和制饼，直径1～2 cm，0.3～0.5 cm

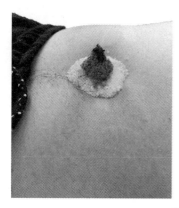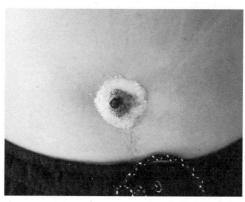

图 2-4 隔盐灸法

厚。中心处用针穿刺数孔。置艾柱于穴位上，或患处点燃施灸，当患者感到灼痛时另换一炷再灸，一般每穴灸5～10壮。附子辛温大热，有温肾益火作用，多用来治疗各种阳虚病证。如灸关元、命门等穴，可用于治疗男性肾阳虚的阳痿、早泄、不育症和女性宫寒不孕、痛经、闭经。外科中的疮毒窦道、盲管、久不收口或既不化脓又不消散的阴性虚性外症，多在患处进行施灸，灸至皮肤出现红晕，有利于疮毒的好转（图 2-6）。

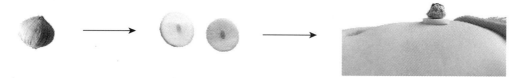

图 2-5 隔蒜灸法

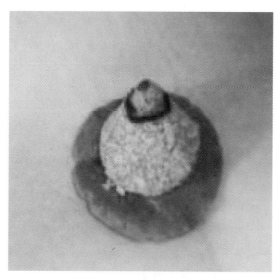

图 2-6 隔附子灸法

（二）直接灸

1. 化脓灸 化脓灸法灼伤较重，可使局部皮肤溃破、化脓，并留永久瘢痕，故又称烧灼灸、瘢痕灸。施灸前，在穴位皮肤上涂少许大蒜汁，立即将艾柱（一般用中艾柱或大艾柱）黏附在穴位上，并用香火点燃。待艾柱自然燃尽，用镊子除去艾灰，另换一炷依法再灸。每换一炷需涂蒜汁 1 次。如此反复，灸满规定的壮数，一般每穴灸 5～9 壮。为了减轻患者的烧灼疼痛，术者用双手拇指于穴位两旁用力按压，或于穴位附近用力拍打。

本法古代盛行，而现代多用于一些疑难病症如哮喘、慢性胃肠病和预防中风等，有较好疗效。由于现代人难以接受本法，所以临床应用并不广泛，但对于一些疑难病症使用本法有着施灸次数少、疗效高的优点。

2. 非化脓灸 本法以达到温烫为主，使穴位局部皮肤发生红晕或轻微烫伤，灸后不化脓，不留瘢痕，近现代应用较多。其方法是，先在施灸部位涂以少量凡士林，然后将小艾柱放在穴位上，并将之点燃，不等艾火烧到皮肤，当患者感到灼痛时，即用镊子将艾柱挟去或压灭，更换艾柱再灸，灸满规定的壮数为止，一般每穴灸 3～7 壮，以局部皮肤出现轻度红晕为度。

本法适应证广泛，一般常见病均可应用，因其灸时痛苦小，且灸后不化脓、不留瘢痕，易为患者接受。

三、影响灸量的关键因素

了解影响灸量的关键因素，对于能否恰当地应用灸量，探索不同病症灸量的应用规律，提高灸疗效果，以及灸法操作规范化有着重要的意义。

（一）灸火的大小

灸火的大小是决定单位时间内产生灸量的决定因素。

（二）施灸时间的长短

灸法和用药一样也有量的积累，施灸时间越长，施灸时释放的热能和化学活性物质被机体吸收越多，即产生的灸量越大。

（三）灸距的大小

灸距是指艾条灸、温灸器灸时灸火至皮肤之间的距离。灸距决定了施灸局部温度的高低和灸材燃烧释放的化学活性物质的吸收。

（四）施灸频度

施灸频度不仅与灸量的积累有关，而且也直接关系到灸法的疗效。

四、注意事项

（一）施灸的先后顺序

一般先灸阳经，后灸阴经；先灸上部，后灸下部；壮数少的穴位（部位）先灸，壮数多的后灸；艾柱小者先灸，艾柱大者后灸。

（二）施灸的禁忌

实热证、阴虚发热者，不宜施灸。对颜面、乳头和有大血管的部位，不宜采用瘢痕灸。孕妇的腹部和腰骶部不宜施灸。

（三）选择适宜体位与点准穴位

体位对取穴有直接关系，既要注意体位的平整舒适，又要考虑到取穴的准确性，一般原则为坐点坐灸、卧点卧灸，取准穴后用笔做一标记。

（四）灸疮处理

灸后，穴位局部呈黑茄状，周围有红晕色，继而起水泡，约7日前后，皮肤溃烂，出现无菌性化脓，脓液呈白色，此即灸疮。对灸疮的处理，可于灸后立即贴敷玉红膏、伤湿止痛膏或创可贴，可1～2日换贴一次。数天后，灸穴逐渐出现无菌性化脓反应，如脓液多，膏药亦应勤换，经35～45日，灸疮结痂后脱落，留有永久性瘢痕。如偶尔发现有灸疮不愈合者，可采用外科处理。

（五）灸后调理

灸后应注意休息，避免过度劳累，多食富于蛋白质的食物。应注意局部清洁，以防感染。

第三节　温　针　灸

温针灸是针刺与艾灸相结合的一种方法。适用于既需要针刺留针，又需施灸的疾病。艾绒燃烧的热力，可通过针身传入体内，使其发挥针与灸的作用，达到治疗的目的（图 2-7）。

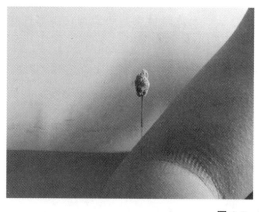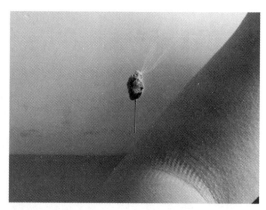

图 2-7　温针灸法

一、操作方法

在针刺得气后，将针留在适当的深度，在针柄上穿置一段长约 1.5 cm 的艾卷施灸，或在针尾搓捏少许艾绒点燃施灸，直待燃尽，除去灰烬，再将针取出。此法是一种简便而易行的针灸并用方法。

二、临床运用

温针灸的应用范围非常广泛，它既可治疗经络、体表的病证，也可以治疗脏腑的病证。临床多用于治疗风湿性疾病、腰腿痛、关节酸痛、麻木不仁等风寒性疾病。

三、注意事项

（1）医者应加强艾柱制作与固定的手法练习。

（2）治疗时，须注意防止艾火脱落，烧伤皮肤或衣物，在施灸处的下方垫一纸片，以防艾火掉落烫伤皮肤。若不慎烫伤皮肤，应注意局部清洁，以防感染。

（3）施灸过程中，嘱患者不要移动体位，以防灼伤。

第四节　天　灸

天灸，是以经络腧穴理论为基础，在特定的时间将芳香辛温之品以及一些具有刺激性的药物涂敷于穴位或患处，促使局部皮肤充血、发泡，通过药物和腧穴的共同作用以防治全身疾病的技术，又称为药物灸、发泡灸。

一、药物选择

天灸技术所选药物多为通经走窜、开窍活络、气味俱厚或者血肉有情之品。如冰片、麝香、丁香、生白芥子、姜、葱、细辛、白芷、生半夏、生南星、生附子、甘遂、川乌、巴豆、毛茛等。

二、贴敷时间与操作方法

（一）贴敷时间

冬病夏治三伏灸，夏病冬治三九灸。

1. 三伏天贴敷　三伏是指初伏、中伏、末伏。夏至后第三个庚日为初伏，第四个庚日为中伏，立秋后第一个庚日为末伏。三伏天是全年中气候最炎热，阳气最旺盛的阶段。而此时，人体腠理开泄，经络气血流通，人体的阳气易得天阳之助，且天灸的药物也更容易透皮吸收，通过对穴位的刺激放大效应，增强经络的传导作用，从而对肺、脾、肾等脏腑功能起到良好的调节作用，达到祛寒湿、逐痰浊、补肺气、健脾胃、益肝肾、平喘咳等功用，从而增强机体免疫功能、抑制机体过敏反应，达到预防和减少疾病发作的目的。为温煦体内阳气，驱散内伏寒邪的最佳时机。

2. 三九天贴敷　以冬至这一天为"一九"的第一天，相隔九天为"二九"，再隔九天为"三九"。夏天发作或加重的疾病，往往多为阴虚阳亢，而寒冬季节阴气最盛。阴虚阳亢之疾在隆冬季节适当养阴固本，夏天时症状就可减轻。

三伏天灸与三九天灸互相配合，对机体进行辨证调理，可使得机体阴阳平衡，"正气存内，邪不可干"，增强机体的抗病能力和愈复能力。

（二）操作方法

1. 药物制作　将药物按照一定比例共研细末，新鲜老姜去皮磨碎绞汁滤出，用密闭容器低温保存不超过 48 h，常温暴露于空气中有效使用时间不超过 2 h。把药末、姜汁按照 2∶1 比例调和后制成 1 cm³ 的药饼备用。

2. 穴位贴敷　患者取坐位或站位，暴露背、腹部或四肢。将药饼置于方形或圆形胶布贴于相应穴位上（图 2-8）。每次一般 6～8 个穴位为宜，背部穴位一般选双侧。成人一般以 30～60 min 为宜，小儿酌减，以皮肤感觉和耐受程度为观察指标，避免灼伤皮肤。不同药物天灸时间不同。

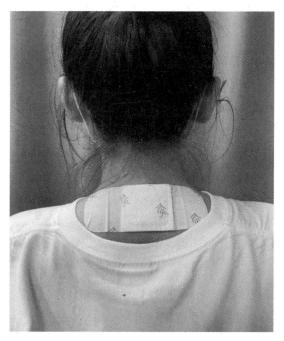

图 2-8　天灸

三、临床运用

（1）呼吸系统疾病：过敏性鼻炎、慢性鼻炎、慢性支气管炎、支气管哮喘、虚人易感等。

（2）消化系统疾病：慢性胃痛、慢性腹痛、慢性腹泻、便秘、虚劳羸瘦等。

（3）妇科疾病：痛经、月经不调等。

（4）儿科疾病：小儿体虚易感、脾胃虚弱、咳嗽、哮喘等。

（5）骨关节疾病：风湿性关节炎、类风湿性关节炎、颈肩腰腿痛等疼痛性疾病。

（6）治未病：免疫力低下、亚健康状态、未病先防、既病防变、愈后防复等。

四、注意事项

（1）贴敷处皮肤应干燥，且贴药后避免剧烈活动，以免出汗导致药膏脱落。

（2）贴敷当日戒酒、辛辣、海鲜、蘑菇、牛肉、鸡肉、芋头等易致化脓食物；禁生冷。

（3）贴敷时间以 30～60 min 为宜。儿童不宜超过 45 min，但不少于 20 min。敷贴处皮肤潮红或自觉局部瘙痒、灼热、刺痛时，随即揭去膏药。

（4）贴药后局部皮肤红肿、瘙痒、水泡，避免搔抓破损。水泡破溃者，保护创面，防止感染。

（5）老年人贴药时间可适当延长，但不宜超过 2 h。3 岁以下婴幼儿慎用。

第五节 脐 灸

脐灸是指用药物贴敷脐部，或艾灸脐部，或用药纸熏灸脐部，以防治疾病的一种灸类技术。脐疗治病由来已久，早在两千多年前的殷商时期就有记载。古人用熏蒸法治疗疾病每每获效，及至清代达到鼎盛。吴师机所著的《理瀹骈文》对脐疗论述较为系统，强调"中下焦之病，以脐疗为第一大法"，该书记载了在脐部运用灸法、熏法、擦熨法、洗法等治疗疾病。

一、分类

1. 悬空灸 取纯艾条或药艾条 1～3 根，点燃一端，对准脐部，距离脐部 2～3 cm进行回旋灸，以脐部感觉温热为度。一般灸 10～15 min，老弱和小儿可酌减，病久者可适当延长时间。

2. 隔物灸 隔物灸是指在艾柱和脐部皮肤之间间隔某种物质，如姜、蒜、盐、附子饼等药物，也可以是中药复方。隔物灸时既有艾火的温热刺激，也有药物的药理作用。

（1）隔姜灸。将新鲜的生姜切成直径 3～5 cm，厚 0.2～0.3 cm 大小的姜片，在姜片上用针穿刺十余个小孔，平放于脐部，然后将大艾柱放于姜片中央，从其上端点燃。一般灸 3～5 壮。

（2）隔蒜灸。将独头蒜横切为厚 0.2～0.3 cm 的蒜片，在蒜片上用针穿刺十余个小孔，平放于脐部，然后将大艾柱放于姜片中央，从其上端点燃。一般灸 2～5 壮。

（3）隔盐灸。将适量的细碎食盐填于脐部，在其上置一艾柱，从其上端点燃。一般灸 2～5 壮。

（4）隔附子饼灸。将附子研成粉末，用水调成糊状，做成直径 3～5 cm，厚约 3 cm 的薄饼，用针在饼上穿刺数孔，做成附子饼。将附子饼置于脐部，其上放以中等大小艾柱，从其上端点燃。一般灸 2～5 壮。

3. 药贴灸 根据病情，将中药研成细末，用酒或醋调成糊状，敷贴于脐部，其上用胶布固定。一般贴 1～12 h。含有刺激性药物成分的药贴灸也称为天灸，贴敷时间不得超过 2 h。

4. 药纸灸 将萃取提纯的中草药浸泡在特种纸上，并将特种纸卷成筒状，将一端扣接在特制的底座上并置于脐部，从上端点燃，药纸中的药物随着燃烧时烟气的压力而沉积于脐部。

二、操作方法

患者平卧，暴露脐部并清洁。选用纯艾条或药艾条，天灸药物，药纸筒或姜片、蒜、附子饼等，根据不同灸法具体操作。施灸结束后，彻底熄灭艾条，脐部 2 h 内勿着水。

三、临床应用

脐灸的适应范围广，可广泛运用于内、外、妇、儿、皮肤、五官科疾病，并可以养生保健。

（1）消化系统疾病：脐部与胃、小肠、大肠、肝、脾等中下焦的消化系统脏腑器官距离最近。脐灸可以增强胃肠功能，达到健脾和胃，升清降浊等功能，临床多用来治疗胃痛、恶心呕吐、腹痛、腹胀、泄泻、痢疾等病症。

（2）生殖系统疾病：神阙属于任脉，任脉为"阴脉之海"。肝、脾、肾与男女生殖功能有密切关系。且任主胞胎。故脐灸可以调理肝脾肾，调理冲任。临床多用来治疗男子的遗精、阳痿、早泄，女子的月经不调、痛经、带下、崩漏、不孕、滑胎等病症。

（3）水液代谢异常：脐灸能激发三焦气化功能，使气机通畅，水道通调。临床多用来治疗水肿、小便不利、腹水、黄疸等病症。

（4）精神神志疾病：脐部为神阙穴所在，为元神之阙门。脐灸能调神醒脑，防治脑病。临床用于预防老年性疾病。

（5）防病延年：脐部为生命之根蒂，百脉之所聚，真气之所系，是强壮保健、延年益寿之要穴。脐灸可以固先天，调后天。临床多用于虚劳羸瘦，体弱多病等病症。

四、注意事项

（1）灸前需确定被诊患者是否宜灸。除实热、阴虚等有火象者不宜施灸外，外感病初期、妇女行经期间亦不宜施灸。

（2）夜晚阳气收敛、阴气渐长，此时施灸则易逆阴阳。7岁以上患儿灸法同成人，7岁以下患儿不宜脐灸，以药物贴敷脐部治疗更安全。

（3）夏季温度高时，或施灸对象为年龄大不易耐受者及小儿时应适当缩短时长，反之增加。

（4）施灸前后3日宜清淡饮食，多食用高蛋白质食物，如鸡蛋、大豆等；灸后封脐，不可立时饮水，2h后可饮温水；施灸当天忌食海鲜、羊肉、狗肉等发物，同时嘱患者注意腹部保暖。

（5）若灸后出现口干、咽痛、耳鸣等热象，多为灸量过大导致生热动火，宜配合雀啄灸涌泉穴以引火下行，每次20～30 min，每天1次，以脚心汗出为宜。

第三章 拔罐技术

拔罐法是一种以罐为工具，利用燃烧、抽吸、蒸汽等方法造成罐内负压，使罐吸附于体表腧穴或患处的一定部位，使局部皮肤充血、瘀血，产生良性刺激，调节脏腑、平衡阴阳、疏通经络、防治疾病的方法。

拔罐后，可引起局部组织充血，致使经络气血通畅，因而具有行气止痛、消肿散结、祛风散寒、清热拔毒等功效。拔罐法的适应范围广，疗效好，见效快，且具有易学易懂易推广，经济实用，操作简单，使用安全，副作用少等特点。拔罐法属于中医传统外治法，历史悠久。因古人使用兽角作为拔罐工具，故古称"角法"。起初人们使用牛、羊等角磨成有孔的筒状，刺破痈疽后，以角吸出脓血，这便是罐法的起源。目前最早的记载见于马王堆出土的帛书《五十二病方》中对痔疾采取"以小角角之"的治法，说明当时是以角法作为治疗痔疾的手段之一。这表明早在先秦时期已有应用负压原理治病的经验。此外，东晋医家葛洪在《肘后备急方》中也写到了用制成罐状的兽角拔脓血以治疗疮疡脓肿的疗法。

宋代角法中有"水角""水银角"的记载。《太平圣惠方》载："凡疗痈疽发背，肿高坚硬脓稠盛，色赤者，宜水角。"《苏沈良方》一书亦载用火筒法治疗久嗽的方法。明代的《外科正宗》《济急仙方》等医籍也都有角法的记载，申斗垣在《外科启玄》中把拔罐称为"吸法""煮竹筒法"，也用于疮疡的吸毒排脓。

清代，拔罐疗法又有了新的发展。吴谦的《医宗金鉴·外科心法要诀》中记载了先用针刺，继用中药（羌活、白芷、蕲艾等）煮罐后拔之以治疗痈疽阴证的针药筒疗法，并提出其预后判断。在《理瀹骈文》一书中可看到治疗风邪头痛、破伤风和黄疸等内科疾病使用拔罐的记载。赵学敏所著《本草纲目拾遗》是第一部对于火罐疗法有比较详细、完整记载的医学论著，书中专列了《火气罐》一节，对火罐的出处、大小、形状、适应证、使用方法、应用范围等都有比较详细的介绍，还指出火罐可治风寒、头痛及风痹、眩晕等证。

20世纪50年代后，罐具种类从角罐、竹罐、陶瓷罐发展到玻璃罐、金属罐、塑料罐、橡胶罐，并相继出现了磁疗罐、红外线罐、激光罐等新型罐具。拔罐方法呈现多样化，如火罐法中的投火法、闪火法，水罐法、抽气罐法等；罐法的运用有闪罐法、走罐法、留针拔罐法、刺络拔罐法等。治疗范围也不断扩大，从最初的外科疮疡病证逐渐发展到了感冒、发热、咳嗽、胃肠疾病、风湿痹痛等内科病证，以及部分妇科病和皮肤病等。

一、罐的种类

（一）常用罐具

1. 玻璃罐 玻璃罐系由耐热质硬的透明玻璃烧制成的罐具，口平腔大底圆，罐口平滑，口缘稍厚略外翻，内外光滑，大小规格多样。其优点是质地透明，使用时可以随时观察罐内皮肤瘀血的程度，以便掌握治疗时间，缺点是传热较快，容易摔碎（图3-1）。

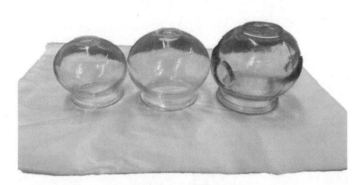

图 3-1　玻璃罐

2. 竹罐 竹罐是用直径3～5 cm的竹子，制成6～10 cm长的竹筒，一端留节做底，另一端打磨光滑，制成管壁厚度为3～9 mm，中间呈腰鼓形的竹罐。其特点是轻巧，价廉，取材容易，制作简单，不易摔破，可用于身体各部位的多种拔罐法。但是竹罐容易爆裂漏气，吸拔力不强，且质地不透明，难以观察罐内皮肤的变化情况，不宜用作刺血拔罐法（图3-2）。

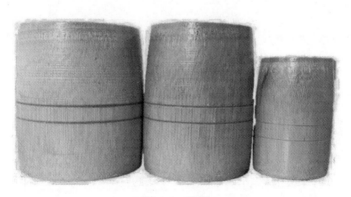

图 3-2　竹罐

3. 陶罐 陶罐又名陶瓷罐，是由陶土烧制而成，罐口平滑，形如木钵。口底稍小、腔大如鼓。有大、中、小和特小几种类型。其优点是吸拔力较大，可以高温消毒，适用于全身各部的拔罐。但是陶罐体较重，易于破碎，且质地不透明，目前已较少使用。

（二）新型罐具

1. 抽气罐　抽气罐是用有机玻璃等材料制成的带有抽气装置的罐具，分为罐体和抽气筒两部分，其罐口的大小规格很多。抽气罐的特点是可随意调节罐内负压，控制吸力，用小瓶制成者，可用于皮薄肉少之处。抽气罐的优点是可以避免烫伤，操作方法简单容易掌握。不足之处是没有火力的温热刺激（图3-3）。

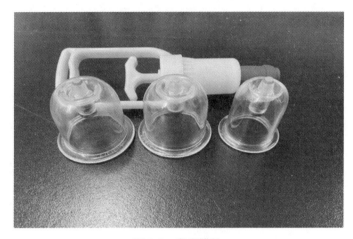

图 3-3　常用罐具

2. 多功能罐　系配置有其他治疗作用的现代新型罐具。如在罐顶中央安置刺针的刺血罐；在罐内架设艾灸，灸后排气拔罐的灸罐；或罐内安有电热元件（电阻丝等）的电热罐（电罐）等，具拔罐与相应疗法（如刺血、艾灸、电热）的双重治疗作用。

（三）代用罐具

凡是口小腔大，口部光滑平整，不怕热，能产生一定吸拔力的器具均可选作代用。临床上最为人们所喜欢的就是玻璃罐头瓶。其他如杯子、小口碗等，用时需选瓶口光滑、无破损者，以免伤及皮肤。优点是取材简便，缺点是瓶口薄，不耐高温、易碎。

二、罐的吸拔方法

（一）火罐法

是利用燃烧时消耗罐中部分氧气，并借火焰的热力使罐内的气体膨胀而排除罐内部分空气，使罐内气压低于外面大气压（统称负压），借以将罐吸附于施术部位的皮肤上。火罐法其吸拔力的大小与罐具的大小和深度、罐内燃火的温度和方式、扣罐的时机与速度及空气在扣罐时再进入罐内的多少等因素有关。如罐具深而且大，在火力旺时扣罐，罐内热度高，扣罐动作快，下扣时空气再进入罐内少，则罐的吸拔力大，反之则小。临床上可根据治疗需要灵活掌握，常用的方法有以下几种。

1. 闪火法　用止血钳或镊子等夹住95％乙醇棉球（或用7～8号粗铁丝，一头缠

绕石棉绳或线带，一头绑 95％乙醇棉球，做成乙醇棒），一手握罐体，罐口朝下，将棉球点燃后立即伸入罐内摇晃数圈随即退出，迅速将罐扣于应拔部位，此时罐内已成负压即可吸住。此法适用于人体各部位，可拔留罐、闪罐、走罐等，临床最为常用。闪火法罐内无燃烧物坠落，不易烫伤皮肤，操作比较安全，不受体位限制。注意所蘸乙醇宜少，且不能沾于罐口，以免烫伤皮肤。

2. 投火法 将易燃软质纸片（卷），或蘸乙醇的棉球点燃后投入罐内，趁火旺时迅速将罐扣于应拔部位。投火时，不论使用纸卷和纸条，都必须高出罐口 1 寸多，等到燃烧 1 寸左右后，纸卷和纸条都能斜立罐内侧面，火焰不会烧着皮肤。此法罐内燃烧物易坠落烫伤皮肤，故多用于身体侧面或横向拔罐，拔单罐，留罐，排罐等。

3. 贴棉法 将直径 1～2 cm 的 95％乙醇棉片，薄蘸乙醇，紧贴于罐内壁，点燃后迅速将罐扣于应拔部位。此法多用于侧面拔，亦用于身体侧面横向拔罐。操作时所蘸乙醇必须适量，乙醇过多或过少均易使棉片坠落，且乙醇过多易淌流于罐口，而引起皮肤烫伤。

4. 滴酒法 在罐子内壁上中段滴 2～3 滴 95％的乙醇，再将罐子横侧翻滚一下，使乙醇均匀附于罐子内壁上（不可流到罐口处），点燃乙醇后，迅速将罐扣在选定的部位，即可吸住。

5. 架火法 胶木瓶盖或矿泉水瓶盖口朝上放置于应拔的腧穴或患处，将 95％乙醇棉球放置在瓶盖里面，点燃乙醇棉球后，迅速将罐子扣在选定的部位，即可吸住。此法适用于肌肉丰厚而平坦部位的垂直拔罐，不能用作闪罐、走罐。

（二）水罐法

此法一般使用竹罐。先将竹罐放在锅内加水煮沸（也可在水里加煮中药制成药液使用），使用时将罐子倒置用镊子夹出，甩去水液，用折叠的湿冷毛巾紧扣罐口，降低罐口温度，乘热按在皮肤上，即能吸住。此法适用于任何部位，吸拔力较小，操作需快捷。

1. 水煮法 将竹罐放入水中或药液中煮沸 2～3 min，然后用镊子将罐倒置（罐口朝下）夹起，迅速用多层湿冷毛巾捂住罐口片刻，以吸去罐内水液，降低罐口温度（但保持罐内热气），趁热将罐扣于应拔部位，并轻按罐具 30 s 左右，令其吸牢。此法消毒彻底，温热作用强，且可罐药结合，适用于任何部位的拔留罐、排罐等。此法操作要掌握好时机，出水后拔罐过快易烫伤皮肤，过慢又易致吸拔力不强。

2. 蒸汽法 将水或药液（勿超过壶嘴）在小水壶内煮沸，至水蒸气从壶嘴或套于壶嘴的皮管内大量喷出时，将壶嘴或皮管插入罐内 2～3 min 后取出，迅速将罐扣于应拔部位。扣上后用手轻按其罐半分钟，使之吸牢。此法适用于身体各部位的拔留罐、排罐等。

（三）抽气罐法

先将抽气罐紧扣在应拔部位，用抽气筒将罐内的部分空气抽出，使其产生负压，吸拔于皮肤上。或将抽气筒套在塑料杯罐活塞上，将空气抽出，即能吸着。此法适用于任何部位的拔罐。

（四）其他罐法

如电磁罐、远红外罐、药物多功能罐等，可根据相应的说明书进行操作。

三、操作方法

（一）拔罐的运用方法

1. 闪罐 用闪火法将罐吸拔于应拔部位，随即取下，再吸拔，再取下，反复吸拔至局部皮肤潮红，或以罐体底部发热为度；动作要迅速而准确；必要时也可在闪罐后留罐；适用于肌肉较松弛，吸拔不紧或留罐有困难之处，以及局部皮肤麻木或功能减退的虚证患者；适用于治疗风湿痹症、中风后遗症以及肌肤麻木、肌肉萎软等（图3-4）。

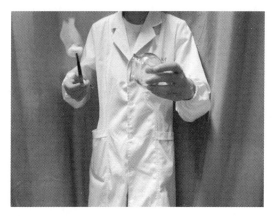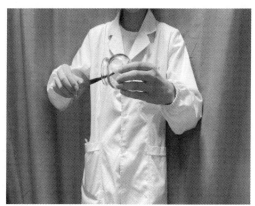

图 3-4　闪火罐

2. 留罐 又名坐罐。拔罐后将吸拔在皮肤上的罐具留置一定时间（5～15 min），使浅层皮肤和肌肉局部潮红，甚或皮下瘀血呈紫红色后，再将罐具取下。罐大吸力强的应适当减少留罐时间，留罐时间视拔罐反应与体质而定。肌肤反应明显、皮肤薄弱、年老者与儿童留罐时间不宜过长；夏季及肌肤浅薄处，留罐时间也不宜过长，以免起泡伤及皮肤。此法多用于深部组织损伤、颈肩腰腿痛、关节病变以及临床各科多种疾病。

3. 走罐 又名推罐、拉罐。先于施罐部位涂上润滑剂（常用医用凡士林、医用甘油、液体石蜡或润肤霜等），也可用温水或药液，同时还可将罐口涂上油脂。使用闪火法将罐吸住后，立即用手握住罐体，略用力将罐沿着一定路线反复推拉，至走罐部位皮肤紫红为度，推罐时着力在罐口，用力均匀，防止罐漏气脱落。该法适用于病变范围较广、肌肉丰厚而平整的部位，如背部脊柱两旁、下肢股四头肌处、腰骶部、腹部及肩关节等。操作时应根据病情与患者体质，调节负压及走罐快慢与轻重；若负压过大或用力过重、速度过快，患者往往疼痛难忍，且易拉伤皮肤；负压过小，吸拔力不足，罐容易脱落，治疗效果较差（图3-5）。

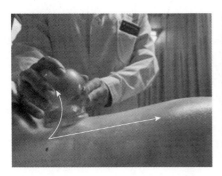
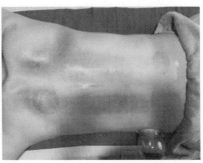

图 3-5　走罐

4. 排罐　沿某一经脉循行路线或某一肌束的体表位置，按照顺序排列成行吸拔多个罐具，称为排罐法。

5. 针罐　本法根据针具使用不同分为如下 3 种。

（1）留针拔罐。在毫针针刺留针时，以针为中心拔罐，留置规定时间后，起罐再起针；此法不宜用于胸背部，因罐内负压易加深针刺深度，从而容易引起气胸（图3-6）。

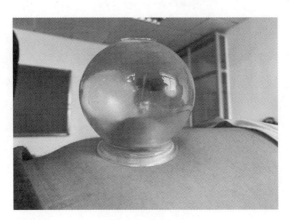

图 3-6　针罐法

（2）出针拔罐。在毫针针刺出针后，立即于该部位拔罐，留置规定时间后起罐，起罐后再用消毒棉球将拔罐处擦净。

（3）刺络拔罐。用皮肤针、三棱针或粗毫针等，在腧穴或患处点刺出血，或三棱针挑刺后，再行拔罐留罐；起罐后用消毒棉球擦净血迹；挑刺部位用消毒敷料或创可贴贴敷。

针罐法适用于热证、实证、实寒证、瘀血证及某些皮肤病症。

（二）启罐的方法

启罐又名起罐，即将吸拔牢的罐具取下的方法。

（1）一般罐具。握住罐体腰底部稍倾斜，用拇指或食指按压罐口边缘的皮肤，使罐口与皮肤之间产生空隙，空气进入罐内即可将罐取下。不可生硬拉拔，以免拉伤皮肤，产生疼痛。

（2）抽气罐。启罐时提起抽气罐上方的塞帽，使空气注入罐内，罐具即可脱落；也可用一般罐的起罐方法起罐。水（药）罐启罐时为防止罐内有残留水（药）液漏出，若吸拔部位呈水平面，应先将拔罐部位调整为侧面后再起罐。

（三）拔罐的程度

拔罐的程度决定于罐吸拔的程度和留罐的时间。一般情况下，罐吸拔力度轻、留罐时间短，拔罐后局部皮肤可出现潮红；罐吸拔力度重、留罐时间长，拔罐后局部皮肤可出现紫红色（瘀斑色）。拔罐的程度取决于病情的需要，一般来说，温阳益气、温经散寒可采用局部潮红充血的拔罐法（充血罐），活血化瘀、消肿止痛可采用局部紫红瘀斑的拔罐法（瘀血罐）。不可一味追求拔罐后局部出现瘀斑，以免反复过重拔罐引起局部损伤。留罐时间一般为5～15 min，可每日1次或隔日1次，5～10次为1个疗程；两个疗程之间应间隔3～5天（或等拔罐斑痕消失）。

（四）施术后的处理

起罐后应用消毒棉球轻拭吸拔局部，若罐斑处微觉痛痒，不可搔抓，数日内自可消退。起罐后如果出现水泡，只要不擦破，可任其自然吸收。若水泡过大，可用一次性消毒针从泡底刺破，放出水液后，再用消毒敷料覆盖。若出血应用消毒棉球拭净。若皮肤破损，应常规消毒，并用无菌敷料覆盖其上。若用拔罐治疗疮痈，起罐后应拭净脓血，并常规处理疮口。

四、拔罐法的作用和临床应用

（一）拔罐法的作用

拔罐法具有祛风除湿、温经散寒，活血化瘀、消肿止痛，拔毒吸脓、祛腐生新，温阳益气、扶正固本等作用。

研究表明拔罐法的机械刺激作用和温热作用，可以促进血液循环和新陈代谢，从而调节神经系统功能，调节肌肉及关节活动，缓解机体疼痛，改善功能状态，达到治疗疾病、预防疾病和强身健体的作用。

（二）拔罐法的临床应用

拔罐法的适应范围非常广泛，尤其对于各种疼痛类疾病、软组织损伤、急慢性炎症、风寒湿痹证，以及脏腑功能失调、经脉闭阻不通所引起的各种病证均有较好的疗效。临床上使用已从早期的疮疡发展到包括内科、外科、妇科、儿科、皮肤科、五官科等 100 多种疾病的治疗。

1. 内科疾患　感冒、发烧、咳嗽、急慢性支气管炎、支气管哮喘等肺系疾病；呕吐、便秘、胃肠痉挛、慢性腹泻等胃肠疾病；此外还有中暑、高血压、面神经麻痹、头痛、三叉神经痛、神经衰弱、中风后遗症、尿潴留、尿失禁等其他内科疾病。

2. 妇科疾患　痛经、月经不调、闭经、带下、盆腔炎、围绝经期综合征、乳腺炎等。

3. 儿科疾患　厌食症、腹泻、消化不良、遗尿、百日咳、流行性腮腺炎等。

4. 外科疾患　疖、疔、痈、疽、丹毒、痔疮、脱肛、虫蛇咬伤等。

5. 皮肤科疾患　痤疮、湿疹、荨麻疹、神经性皮炎、皮肤瘙痒症、白癜风、带状疱疹，还可用于养颜美容等。

6. 耳鼻咽喉和口腔科疾患　鼻炎、牙痛、口腔溃疡、慢性咽喉炎、扁桃体炎等。

五、注意事项

(一) 拔罐部位或穴位的选择

一般选择肌肉丰满、皮下组织充实及毛发较少的部位为宜。吸拔力过大，吸拔时间过久，可能使拔罐部位的皮肤起泡。拔罐前应充分暴露应拔部位，有毛发者宜剃去，操作部位应注意防止烫伤。

有严重肺气肿的患者背部及胸部不宜负压吸拔；心尖区或体表大动脉搏动处、静脉曲张处、眼耳口鼻等五官孔窍处不宜拔罐；骨折患者在未完全愈合前不宜拔罐；急性关节、韧带、肌腱严重损伤者不宜拔罐；皮肤有溃疡、破裂、局部原因不明的肿块处不宜拔罐；婴幼儿，孕妇的腰骶及腹部、前后阴、乳房部均不宜拔罐。

(二) 体位的选择

选好体位，患者体位应舒适，局部宜舒展、松弛。拔罐时嘱患者不要移动体位，以免罐具脱落。拔罐数目多时，罐具之间的距离不宜太近，以免罐具牵拉皮肤产生疼痛，或因互相挤压导致罐具脱落。

(三) 因人而异

老年、儿童、体质虚弱及初次接受治疗等易发生意外反应的患者，拔罐数量宜少，留罐时间宜短，以卧位为宜。妊娠妇女及婴幼儿慎用拔罐方法。

(四) 留针拔罐的注意事项

若留针拔罐，选择罐具宜大，毫针针柄宜短，以免吸拔时罐具碰触针柄而造成折针等损伤。

(五) 其他罐具的使用注意

使用电罐、磁罐时，应注意询问患者是否带有心脏起搏器等金属物件，有佩带者应禁用。

（六）拔罐手法

要熟练，动作要轻、快、稳、准。用于燃火的乙醇棉球，不可吸含乙醇过多，以免拔罐时滴落到皮肤上造成烧烫伤。若不慎出现烧烫伤，应按外科烧烫伤处理。

（七）晕罐的处理

拔罐过程中若出现头晕、胸闷、恶心欲呕、肢体发软、冷汗淋漓，甚者瞬间意识丧失等晕罐现象，处理方法是立即起罐，使患者呈头低脚高卧位，必要时可饮用温开水或温糖水，或掐水沟穴等。密切注意血压、心率变化，严重时按晕厥处理。

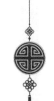

第四章 刮痧技术

刮痧法是中国传统的自然疗法之一，它以中医皮部理论为基础，用牛角、玉石等在皮肤相应部位刮拭，以达到疏通经络、活血化瘀之目的。刮痧可以扩张毛细血管，增加汗腺分泌，促进血液循环，对于高血压、中暑、肌肉酸痛等所致的风寒痹证都有立竿见影之效。经常刮痧，可起到调整经气、解除疲劳、增加免疫功能的作用。

一、刮痧工具

刮痧板是刮痧的主要工具，可在人体各部位使用。常见的刮痧板为水牛角和玉制品；水牛角及玉质刮痧板均有行气活血、疏通经络之功，而无副作用。此外，还有以贝壳（如蛤壳）、木制品（如木梳）以及边缘光滑的嫩竹板、瓷器片、小汤匙、铜钱、硬币、玻璃，或头发、苎麻等制成的刮痧用具。

从形状上来说，刮痧板有鱼形、长方形、三角形，还有这几种形状的变形。不管什么形状的刮痧板，最好是选择两边厚薄不一致的，厚的一边可以作为日常保健用，薄的一边可以作理疗用。

二、操作方法

（一）持板方法

用手握住刮痧板，刮痧板的底边横靠在手掌心部位，拇指与另外四个手指自然弯曲，分别放在刮痧板的两侧。

（二）刮拭方法

在操作部位涂上刮痧油后，操作者手持刮痧板，在施术部位按一定的力度刮拭，直至皮肤出现痧痕为止。刮痧时，除了向刮拭的方向用力施加一定的压力外，还要对刮拭部位向下按压。向下的按压力因人而异，力度大小根据患者体质、病情及承受能力决定。每次刮拭应保持速度均匀、力度平稳，不要忽轻忽重（图 4-1）。

刮拭时还应注意点、线、面结合，这是刮痧的一个特点。所谓点，其实就是穴位；线就是指经脉；面即指刮痧板边缘接触皮肤的部分，约有 1 寸宽。点线面结合的刮拭方法，是在疏通经脉的同时，加强重点穴位的刺激，并掌握一定的刮拭宽度，可以提高治疗效果。

（三）常用刮痧法

1. 面刮法　适用于身体比较平坦的部位。

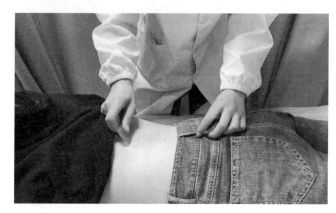

图 4-1　刮痧

2. 角刮法　多用于人体面积较小的部位或沟、窝、凹陷部位，刮痧板与刮痧皮肤呈 45°角倾斜。

3. 点按法　刮痧板的一角与操作部位呈 90°垂直，由轻到重逐渐加力抬起，适用于人体无骨骼的凹陷部位。

4. 拍打法　用刮痧板一端的平面或五指合拢的手掌拍打体表部位的经穴。拍打前一定要在部位上先涂刮痧油，多用在四肢，特别是肘窝和腘窝处。

5. 揉按法　用刮痧板的一角，呈 20°倾斜按压在操作部位上，做柔和的旋转运动，这种手法常用于对脏腑有强壮作用的穴位，以及后颈、背、腰部和全息穴区中的痛点。

此外还有特殊刮痧法，包括撮痧法、挑痧法和放痧法三种，其中撮痧法又分扯痧法、夹痧法和抓痧法三种，放痧法又分泻血法和点刺法两种。

三、临床应用

刮痧疗法具有疏通经络、活血化瘀、开窍泻热、通达阳气、泻下秽浊、排除毒素等作用，临床应用范围较广，可用于内、外、妇、儿、五官科等病证，还可用于强身健体、减肥、美容等。尤其对实热或湿热引起的急性"痧症"，或因气机闭阻、经络瘀滞所致的疼痛、酸胀类病症，有立竿见影的功效。

（一）痧症

多发于夏秋两季，微热形寒，头昏、恶心、呕吐，胸腹或胀或痛，甚则上吐下泻，多起病突然，取背部脊柱两侧自上而下刮治，如见神昏可加用印堂穴、太阳穴。

（二）中暑

取脊柱两旁自上而下轻轻顺刮，逐渐加重。伤暑表证，取患者颈部痧筋（颈项双侧）刮治。伤暑里证，取背部刮治，并配用胸部、颈部等处刮治。

（三）湿温

初起见感冒、厌食、倦怠、低热等证，取背部自上而下顺刮，并配用苎麻蘸油在腘窝、后颈、肘窝部擦刮。

（四）感冒

取生姜、葱白各 10 g，切碎和匀布包，蘸热酒先刮擦前额、太阳穴，然后刮背部脊柱两侧，也可配合刮肘窝、腘窝。如有呕恶者加刮胸部。

（五）发热咳嗽

取颈部向下至第 4 腰椎处顺刮，同时刮治肘部、曲池穴。如咳嗽明显，再刮治胸部。

（六）风热喉痛

取第 7 颈椎至第 7 胸椎两旁（蘸盐水）刮治，并配用拧提颈部前两侧肌肉（胸锁乳突肌）约 50 次。

（七）呕吐

取脊柱两旁自上而下至腰部顺刮。腹痛，取背部脊柱旁两侧刮治；也可同时刮治胸腹部。

（八）疳积

取长强穴至大椎穴处刮治。伤食所致呕吐腹泻，取脊椎两侧顺刮；如胸闷、腹胀剧痛，可在胸腹部刮治。

四、注意事项

（一）术前注意事项

（1）刮痧疗法须暴露皮肤，且刮痧时皮肤汗孔开泄，如遇风寒之邪，邪气可从开泄的毛孔入里，引发新的疾病。故刮痧前要选择空气流通清新的治疗场所，注意保暖，夏季不可在有过堂风的地方刮痧。

（2）施术者的双手要消毒。刮痧工具也要严格消毒，防止交叉感染。刮拭前须仔细检查刮痧工具，以免刮伤皮肤。

（3）勿在患者过饥、过饱及过度紧张的情况下进行刮痧治疗，以防晕刮。

（二）术中注意事项

（1）刮拭手法要用力均匀，以患者能忍受为度，达到出痧为止。婴幼儿及老年人，刮拭手法用力宜轻。

（2）不可一味追求出痧而用重手法或延长刮痧时间。一般情况下，血瘀之证出痧多；实证、热证出痧多；虚证、寒证出痧少。

（3）刮拭过程中，如遇晕刮，出现精神疲惫、头晕目眩、面色苍白、恶心欲吐、出冷汗、心慌、四肢发凉或血压下降、神志昏迷时，应立即停止刮痧，抚慰患者勿紧张，让其平卧，注意保暖，饮温开水或糖水，一般即可恢复。

（三）术后注意事项

（1）刮痧治疗使汗孔开泄，邪气外排，要消耗体内津液，故刮痧后宜饮温水一杯，休息片刻。

（2）刮痧治疗后，为避免风寒之邪侵袭，须待皮肤毛孔闭合恢复原状后，方可洗浴，一般 3 h 左右。

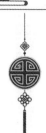

第五章 推拿技术

第一节 推拿概述

推拿是中医临床学科中的一门外治法,是中医学伟大宝库的重要组成部分。推拿防治疾病的手段主要是手法治疗和功法训练。手法治疗是指操作者用手或肢体的其他部位,或借助一定的器具,在受治者的体表作规范性的动作,以防病治病为目的的一种治疗方法;推拿功法训练是根据推拿临床医疗的需要,由推拿医务人员指导患者进行功法训练,以巩固、延伸临床的治疗效果。本章重点介绍推拿技术手法。

一、推拿的定义

推拿又称按摩,是操作者运用各种手法作用于人体经络、穴位或特定部位,以防病治病为目的的一种外治方法。

推拿疗法在我国历史悠久。早在先秦时期,推拿被称为按摩,是当时主要的治疗和养生保健手段。历代医书上都有关于推拿防治疾病较完整的记载。到了现代,随着医学模式向生物—心理—社会医学模式转变,以及疾病谱的变化,人们治疗疾病的方法正在从偏重手术和合成药物,逐渐向重视自然疗法和非药物治疗转变。推拿具有简便、舒适、有效、安全的特性,在治疗、保健方面尤其对运动系统、神经系统、消化系统的疾病有独特的优势。

二、推拿的理论基础

中医推拿是中医外治法之一,虽不同于药物,但其基本理论也是以中医基础理论为依据,如阴阳五行、脏腑经络、气血津液等。由于推拿学的临床治疗特点表现为手法在人体体表上操作以及运动人体肢体的治疗方式,在基础理论应用方面,尤以经络腧穴为重。经络学为推拿学的重要理论基础,特别是经络学中的"皮部"和"经筋"与推拿学密切相关。推拿时不仅可以利用传统的腧穴提高疗效,而且还常用到十四经穴以外的其他特色的穴位,如呈面状穴、线状穴的天河水、三关、六腑、五经穴、板门等,在小儿推拿中尤为常见。

在现代临床治疗中,不同系统疾病应用的理论有一种多元现象。如在治疗内科、妇科疾病时,是采用中医脏腑学说、经络学说等理论;治疗儿科疾病时,则是以小儿推拿的特定穴位、小儿推拿复式操作法等独特的理论进行指导;在治疗运动系统疾病时,基本上是应用现代解剖学、生理学、病理学等理论。

从现代科学的角度来看,推拿学是一种以力学为特征的物理疗法,所以为了正确地掌握和操作手法，推拿学十分重视现代生物力学的理论和应用。

三、推拿的作用原理

推拿手法通过作用于人体体表的特定部位而对机体生理、病理产生影响。概括起来，推拿具有疏通经络、行气活血、理筋整复、滑利关节、调整脏腑功能、增强抗病能力等作用。

(一) 疏通经络，行气活血

推拿手法作用于经络腧穴，可以疏通经络、行气活血、散寒止痛。其中的疏通作用有两层含义。首先，通过手法对人体体表的直接刺激，促进了气血的运行。正如《素问·血气行志》中说："形数惊恐，经络不通，病生于不仁，治之以按摩醪药。"《素问·举痛论》在分析了疼痛的病理后，也指出"寒气客于肠胃之间，膜原之下，血不得散，小络急引故痛，按之则血气散，故按之痛止"。其次，通过手法对机体体表作功，产生热效应，从而加速了气血的流动。《素问·举痛论》中说："寒气客于背俞之脉则脉泣，脉泣则血虚，血虚则痛，其俞注于心，故相引而痛，按之则热气至，热气至则痛止矣。"

(二) 理筋整复，滑利关节

筋骨关节受损，必累及气血，致脉络损伤，气滞血瘀，为肿为痛，从而影响肢体关节的活动。《医宗金鉴·正骨心法要旨》中指出："因跌仆闪失，以致骨缝开错，气血郁滞，为肿为痛，宜用按摩法。按其经络，以通郁闭之气，摩其壅聚，以散瘀结之肿，其患可愈。"说明推拿具有理筋整复、滑利关节的作用，这表现在三个方面：一是手法作用于损伤局部，可以促进气血运行，消肿祛瘀，理气止痛；二是推拿的整复手法可以通过力学的直接作用来纠正筋出槽、骨错缝，达到理筋整复的目的；三是适当的被动运动手法可以起到松解粘连、滑利关节的作用。

(三) 调整脏腑功能，增强抗病能力

推拿手法作用于人体在体表上的相应经络腧穴，可以改善脏腑功能，增强抗病能力。手法对脏腑疾病的治疗有三个途径：一是在体表的相应穴位上，施以手法，通过经络的介导发生作用；二是脏腑的器质病变，通过功能调节来发生作用；三是手法对脏腑功能具有双向调节作用，手法操作要辨证得当。推拿手法通过对脏腑功能的调整，使机体处于良好的功能状态，有利于激发机体内的抗病因素，扶正祛邪。

四、推拿手法的基本技术要求

一般来讲，根据手法的作用特点不同，其技术要求也有所不同。

(一) 松解类手法的基本技术要求

松解类手法种类较多，但这类手法均须符合持久、有力、均匀、柔和的基本技术要求，从而达到深透临床作用效果。

1. 持久 持久是指手法能够严格按照规定的技术要求和操作规范，持续操作足够的时间而不变形，保持动作的准确性和连贯性。如果手法缺乏持久性，势必影响疗效。

2. 有力 有力是指手法操作必须具备一定的基础力，同时还要具备一定的技巧力。基础力可以通过体能训练和功法锻炼来达到，技巧力则是需要通过刻苦的手法训练来掌握。临床推拿手法在力的运用上，必须做到因人制宜、因证制宜。要根据治疗对象的年龄、性别、体质、施治部位、病证虚实来灵活掌握。既要保证良好的临床治疗效果，又要避免因暴力造成的损伤。

3. 均匀 均匀一方面是指速度的均匀，即手法的操作要有节律性，不可时快时慢。另一方面是指手法的力度的均匀，在一般情况下保持力度的相对稳定，不可忽轻忽重。在具体操作的时候需要根据治疗对象的体质、部位、疾病的性质采取轻重不同的手法。

4. 柔和 柔和是指手法操作应做到轻而不浮，重而不滞，刚中有柔，刚柔相济。手法动作要灵活，从容和缓，动作变换自然流畅，毫无涩滞感。正如《医宗金鉴·正骨心法要旨》所说"法之所施，使患者不知其苦，方称为手法也"，明确提出了手法柔和的重要性。

5. 深透 深透主要指手法的作用效应不能只停留在体表，而是要深达组织深处的筋膜、肌肉、骨骼、脏腑，使手法的效应能够传之于内，发挥治疗作用。一般都是采用逐渐加力的方式，以及富于节律性的变化，通过一段时间效应积累，最终达到"深透"的作用效果。

（二）整复类手法的基本技术要求

在病理状况下，错缝关节周围的肌肉、韧带等软组织多呈痉挛、紧张状态，给手法的操作带来一定的难度，如果操作不当，也会造成危险。因此，为了保证手法的安全性与有效性，整复类手法的操作应符合稳、准、巧、快的基本要求。

1. 稳 稳是对整复类手法安全性方面的要求。就手法操作本身而言，应做到平稳自然、因势利导、避免生硬粗暴。一般来说，某一个关节可以通过多种手法来实现整复目的，可根据具体病情、患者适宜的体位，以及手法的特异性作用而选择安全性相对高的手法，不能过分依赖单一的扳法。此外，也不可一味追求手法整复时"咔哒"声的出现，它并不是判断手法整复成败的唯一标准。

2. 准 准是对整复类手法有效性方面的要求，强调进行关节整复时，一定要有针对性。首先必须保证手法与病证相合；其次，在手法操作过程中，定位要准确，如施行拔伸类手法时，通过变换拔伸力的方向和作用点，可以使应力更好地集中于要整复的关节部位，而在施行脊柱旋转扳法时，则可以通过改变脊柱屈伸和旋转的角度，以及手指的支点位置，使应力集中于需要整复的关节部位。

3. 巧 巧是对整复类手法施力方面的要求，强调运用巧力，以柔克刚，即所谓"四两拨千斤"，不可使用蛮力、暴力。从力学角度分析，大多数整复类手法是运用了杠杆原理，因此，在施行关节整复类手法时，力的支点选择和力的组合运用十分重要，同时还要考虑到不同体位下的灵活变化，要尽可能地借患者自身之力以完成手法的操作，只有这样，才能符合"巧"的技术要求。正如《医宗金鉴·正骨心法要旨》所说：

"一旦临证，机触于外，巧生于内，手随心转，法从手出。"

4. 快　快是对整复类手法发力方面的要求，强调发力时要疾发疾收。首先，需要对发力时机做出判断，一般在关节活动到极限位置而又没有明显阻力的时候发力；其次，术者一般都是运用使受试者自身肌肉等长收缩方式进行，即所谓的"寸劲"，极少有形体和关节大幅度的运动；另外，需要对发力时间和力的大小进行控制，不能过大过小。

五、推拿的适应证和禁忌证

（一）推拿的适应证

推拿可作为主要和辅助的治疗手段，广泛应用于内、外、妇、儿、五官、骨伤等各科。

1. 内科疾病　如感冒、咳嗽、哮喘、中风、眩晕、高血压、胃脘痛、呕吐、呃逆、泄泻、便秘、不寐、胁痛、头痛、痹证、痿证等。

2. 外科疾病　如腹部手术后肠粘连、慢性前列腺炎、慢性阑尾炎、下肢静脉曲张、乳痈等。

3. 妇产科疾病　如月经不调、痛经、闭经、围绝经期综合征、带下病、慢性盆腔炎、产后身痛、产后缺乳、子宫脱垂等。

4. 儿科疾病　如脑瘫、咳嗽、发热、泄泻、便秘、呕吐、腹痛、腹胀、哮喘、疳积、佝偻病（五迟、五软）、肌性斜颈、夜啼、遗尿、小儿麻痹后遗症等。

5. 五官科疾病　如近视、麻痹性斜视、眼睑下垂、咽喉炎、鼻窦炎、牙痛、喉喑等。

6. 骨伤科疾病　急慢性损伤，如急性腰扭伤、腰肌劳损、落枕等；关节脱位复位后关节粘连、僵直及软组织挛缩；某些骨关节病所致肢体疼痛、活动受限者，如颈椎病、肩周炎、腰椎间盘突出症、膝关节骨性关节炎、退行性脊柱炎等。

（二）推拿疗法禁忌证

推拿虽治疗范围广泛，副作用小，但也有一些疾病不适宜推拿治疗，具体如下。

（1）诊断尚不明确的急性脊柱损伤伴有脊髓损伤症状者。

（2）急性软组织损伤早期局部肿胀和瘀血严重者。

（3）传染性疾病、急性炎症。如急性肝炎、结核病及化脓性关节炎、急性风湿性关节炎等。

（4）严重的心、肺疾病及身体极度衰弱不能耐受推拿者。

（5）各种恶性肿瘤。

（6）有出血倾向或血液病患者。如白血病，再生障碍性贫血，血友病等。

（7）施术部位有皮肤破损或皮肤病者。如烧伤、烫伤、各种溃疡性皮肤病等。

（8）未愈合的骨折，脱位在固定期间，局部不宜推拿。

（9）孕妇及产后不久，不宜在腹部和腰骶部推拿。

（10）有精神病疾患不能和医生合作者。

六、推拿常用介质及热敷

（一）介质

推拿介质不仅可以起到润滑的作用，还可以增强推拿治疗效果。临床中运用的推拿介质种类颇多，既有单方，也有复方，还有药膏、药散、药酒、药汁等多种剂型。

1. 葱姜汁　由葱白和生姜捣碎取汁使用，亦可将葱白和生姜切片，浸泡于75%乙醇中使用，能加强温经散寒的作用，常用于冬春季及小儿虚寒证。

2. 白酒　即食用白酒。适用于成人推拿，有活血祛风，散寒除湿，通经活络的作用。

3. 蛋清　将鸡蛋穿一小孔，取蛋清使用。有清凉祛热、消积消食的作用。适用于小儿外感发热、消化不良等。

4. 薄荷水　取5%薄荷脑5 g，浸入75%乙醇100 ml内配制而成。具有清凉解表，清利头目和透疹的作用，常用于治疗小儿风热感冒或风热头痛、目赤、咽痛等，或痘疹初期隐隐不透，或麻疹将出之际，用于擦法、按揉法可加强透热效果。

5. 木香水　取少许木香，用开水浸泡放凉去渣后使用，有行气、活血、止痛的作用。常用于肝气郁结所致的两胁疼痛。

6. 温水　即食用洁净温水。有清凉肌肤和退热的作用，一般用于外感热证。

7. 红花油　由冬青油、红花、薄荷脑配制而成，有消肿止痛等作用。常用于急性或慢性软组织损伤。

8. 麻油　即食用麻油。运用擦法时涂上少许麻油，可加强手法的透热作用，提高疗效。

9. 冬青膏　由冬青油、薄荷脑、凡士林和少许麝香配置而成，具有温经散寒和润滑的作用，常用于治疗小儿虚寒性腹泻及软组织损伤。

10. 外用药酒　取当归尾30 g、乳香20 g、没药20 g、血蝎10 g、马钱子20 g、广木香10 g、生地10 g、桂枝30 g、川草乌各20 g、冰片1 g，浸泡于1.5kg高浓度白酒中，2周后使用。有行气活血、化瘀通络的功效，常用于各种慢性软组织损伤、骨和软骨退行性病证。

（二）热敷

热敷疗法是以中医基础理论为指导，用煎煮好的中药熏洗熨擦患者的病变部位，以达到治疗目的的一种外治法，具有温通经络、行气活血、祛湿散寒的作用，是推拿治疗的辅助疗法。

热敷可分为湿热敷和干热敷两种。一般湿热敷的温度为50～60 ℃，湿热敷穿透性强，因而消炎作用也强。干热敷的温度为60～70 ℃，干热敷比较方便，易操作，但穿透力不如湿热敷。无论干、湿热敷如果超过上述温度，易烫伤皮肤，必须加以注意。

1. 湿热敷　推拿临床中以湿热敷最为常用。湿热敷一般在推拿手法结束后使用，湿热敷不仅能提高推拿手法的治疗效果，还可以减低因手法刺激过度对机体局部引起的不良反应。

（1）湿热方。

传统推拿热敷方：由红花 10 g、桂枝 15 g、乳香 10 g、没药 10 g、苏木 50 g、香樟木 50 g、木瓜 10 g、老鹳草 15 g、伸筋草 15 g、钻地风 10 g、路路通 15 g、千年健 15 g 组成。主治扭伤、挫伤、风湿疼痛、局部怕冷、关节酸痛等。

简化推拿热敷方：由香樟木 50 g、豨莶草 30 g、桑枝 50 g、虎杖根 50 g 组成。主治因扭挫伤而引起的疼痛肿胀、关节酸痛等。

（2）湿热敷操作方法：将中草药置于布袋内，扎紧口袋，放入锅内，加适量清水，煮沸数分钟。趁热将毛巾浸透后拧干，根据治疗部位需要折成方形或长条形敷于患部。待毛巾不太热时，即用另一块毛巾换上（也可放在上一块毛巾夹层中）。一般换 2～3 次即可。为加强治疗效果，可先在患部用擦法，随即将毛巾敷上，并施以轻拍法，更易于皮肤透热。

（3）湿热敷注意事项。

热敷时必须暴露患部，避免弄脏衣被；室内要保持温暖无风，以免患者感受风寒，治疗后也应嘱患者避风寒。

要严格控制药温。一般要按部位、病情、年龄等因素而异，以不烫手或能忍耐为度。对于皮肤感觉迟钝患者，尤要注意烫伤。

毛巾必须折叠平整，这样不宜烫伤皮肤，并可使热量均匀透入。

临证选方用药视具体情况而定，如头面、腰骶部以及某些敏感部位，不宜选用刺激性太强药物，否则会引起发泡，损伤皮肤。小儿皮肤薄，尤宜少用或不用。

若发现皮肤过敏者，宜随时更换方药或停止治疗。有皮肤破溃者，随病位病情选用适宜的用药方法。

热敷时可隔着毛巾使用拍法，但切勿按揉；被热敷部位不可再用其他手法，否则容易破皮。

2. 干热敷

（1）干热方。

理气止痛方：食盐 500 g，置于锅内，在炉火上炒热。然后取布袋一个，将炒热的盐放入布袋内。使患者仰卧，将包着热盐的布袋置于患者胸部，然后将此袋缓缓地自胸部向腹部移动，如此数次。主治胸腹饱闷疼痛、气滞胀痛。

祛积滞方：枳壳 30 g，莱菔子 30 g，大皂角 1 条，食盐 15 g。共研为末，用白酒炒，使其温热，即用布包好，趁热敷于胃脘处。主治食积痰滞结于胃脘。

（2）干热敷操作方法。将所有药物研成碎末，放入锅内炒热（或加白酒、醋等作料拌匀）或隔热蒸热后，装入布袋中（如系蒸热，宜先装袋后蒸），将药袋熨摩特定部位或患处，多用来治疗痛证、寒证。使用时要注意药温适度，防止烫伤皮肤。

七、推拿疗法的注意事项

推拿治疗时，需注意以下几点。

（1）辨证施法，严格操作。首先要诊断明确，辨证无误，根据病情需要选择相应的治疗手法。各种手法必须严格按操作步骤进行，做到心中有数。

（2）治疗时要全神贯注。在治疗时态度要严肃认真，精力集中，认真操作，不可马虎或与旁人闲谈；并密切观察患者在治疗中的反应。

（3）手法力量要轻重适宜。一般来说，急性损伤手法宜轻，慢性劳损手法可稍重；对慢性劳损患者，开始两次的治疗手法宜轻，以后手法可稍重；在每次的治疗中，开始手法宜轻，根据病情需要逐渐加重，治疗结束前，再次施用轻柔手法。手法的轻重程度，要根据患者的病情、体质和耐受程度而定，切记不能加重原有的损伤。

（4）患者体位适当。推拿前患者体位要得当，坐卧舒适，治疗部位肌肉放松。

（5）医生要随时调整自己的姿势。良好的姿势有利于医生的发力和持久操作，随着操作手法的变换，体位也应随时调整，做到既省力又不影响治疗效果。

（6）医生必须勤剪指甲，保持双手清洁。冬天治疗时，双手要保持温暖，以免治疗部位受到凉的刺激而引起肌肉紧张。同时可选择性地应用按摩介质。

第二节　成人推拿常用手法

成人推拿手法是推拿学的主体内容之一。以手法治疗疾病，其疗效的判定，在诊断、取穴及施治部位无误的情况下，关键取决于手法操作的准确性、应用熟练程度和功力的深浅。只有规范地掌握手法要领，操作娴熟并经过长期的功法训练和临床实践，才能极尽手法的运用之妙。成人推拿的特点是手法种类繁多，治疗范围广，据不完全统计，现有手法已多达百余种，治疗范围也涵盖了伤科、内科、妇科、五官科等多种临床学科疾病。

本节精选了二十余种常用的成人推拿手法，根据其动作形态，可分为摆动类、摩擦类、振动类、挤压类、叩击类和运动关节类，每大类又包括数种手法。

一、摆动类手法

（一）㨰法

以第五掌指关节背侧吸附于体表施术部位，通过腕关节的屈伸运动和前臂的旋转运动，使小鱼际与手背在施术部位上作持续不断地滚动，称为㨰法。

【操作】拇指自然伸直，余指自然屈曲，无名指与小指的掌指关节屈曲约90°。手背沿掌横弓排列呈弧面，以第五掌指关节背侧为吸点吸附于体表施术部位上。以肘关节为支点，前臂主动做推旋运动，带动腕关节做较大幅度的屈伸活动，使小鱼际和手背尺侧部在施术部位上进行持续不断地滚动。手法频率每分钟120～160次（图5-1）。

利用掌指关节和拳顶进行㨰法操作，分别名为掌指关节㨰法和拳㨰法，为㨰法的变化运用。掌指关节㨰法的操作方法与㨰法相似，即以第五掌指关节背侧为吸定点，以小指、无名指、中指及食指的掌指关节背侧为滚动着力面，腕关节略屈向尺侧，其余准备形态和运动过程同㨰法。

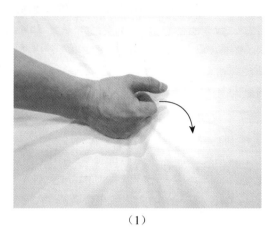
（1）

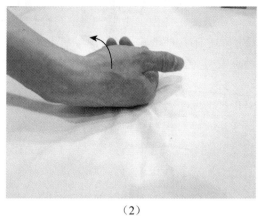
（2）

图 5-1　撩法

拳撩法的操作方法：拇指自然伸直，余指半握空拳状，以食指、中指、无名指和小指的第一节指背着力于施术部位上。肘关节屈曲 20°～40°，前臂主动施力，在无旋前圆肌参与的情况下，单纯进行推拉摆动，带动腕关节做无尺、桡侧偏移的屈伸活动，使食指、中指、无名指和小指的第一节指背、掌指关节背侧、指间关节背侧为滚动着力面，在施术部位上进行持续不断地滚动（图 5-2）。

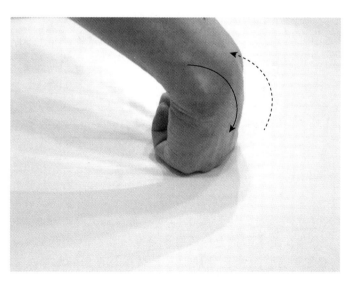

图 5-2　拳撩法

【动作要领】

（1）肩关节放松下垂，肘关节自然屈曲约 40°，上臂中段距胸壁一拳左右，腕关节放松，手指自然弯曲，不能过度屈曲或挺直。

（2）操作过程中，腕关节屈伸幅度应在 120°左右（即前滚至极限时屈腕约 80°，回滚至极限时伸腕约 40°），使掌背部分的 1/2 面积（尺侧）依次接触治疗部位。

（3）擦法对体表产生轻重交替的刺激，前探和回按时着力轻重之比为 3：1，即"滚三回一"。

【注意事项】

（1）在操作时应紧贴于治疗部位滚动，不宜拖动或手背相对体表而空转，同时应尽量避免掌指关节的骨突部与脊椎棘突或其他部位关节的骨突处猛烈撞击。

（2）操作时若腕关节屈伸幅度不够，从而减少手背部的接触面积，则会出现手法刺激过于生硬、不够柔和的错误式样，因此应尽可能增大腕关节的屈伸幅度。同时应控制好腕关节的屈伸运动，避免出现折刀样的突变动作造成跳动感。

【适用部位】 颈项、肩背、腰臀、四肢等肌肉丰厚处。

【临床应用】 主要适用于颈椎病、肩周炎、腰椎间盘突出症、半身不遂、高血压、糖尿病、痛经、月经不调等多种病证。颈椎病，以擦法自一侧肩井部至颈根部，沿颈肌上行至风池穴处改为掌指关节擦法；肩周炎，以擦法于肩周操作，可配合肩关节各方向的被动活动；腰椎间盘突出症，宜用掌指关节擦法和拳擦法于腰部反复施用，且向上沿脊柱两侧膀胱经脉可滚至背部的肩胛内上角，向下则经臀部沿下肢后侧至跟腱上方，重点部位可反复操作；半身不遂，可于患侧肢体反复施用擦法；高血压、糖尿病，宜用拳擦法重点于腰背部两侧膀胱经脉循行路线施治，可兼及下肢；痛经、月经不调等病证，可用拳擦法或掌指关节擦法于腰骶部施治。

（二）一指禅推法

以拇指端或螺纹面着力，通过腕部的往返摆动，使所产生的功力通过拇指持续不断地作用于施术部位或穴位上，称为一指禅推法。

【操作】 以拇指端或螺纹面着力于体表施术部位或穴位上。拇指自然伸直，余指的掌指关节和指间关节自然屈曲。沉肩、垂肘、悬腕，前臂主运动，带动腕关节有节律地左右摆动，使所产生的功力通过拇指端或螺纹面轻重交替、持续不断地作用于施术部位或穴位上（图5-3）。手法频率每分钟 120～160 次。

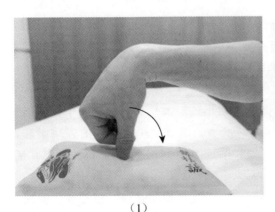
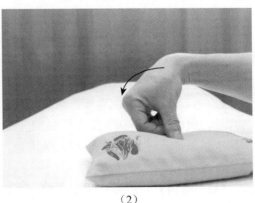

（1） （2）

图 5-3　一指禅推法

利用拇指偏峰或指间关节进行一指禅操作的方法，分别为一指禅偏峰推法和一指禅屈指推法，为一指禅推法的变化运用。

一指禅偏峰推法的操作方法：以拇指偏峰部着力，拇指自然伸直并内收，余指掌指部伸直，腕关节微屈或自然伸直。其运动过程同一指禅推法，唯其腕部摆动幅度较小，有时仅为旋动。

一指禅屈指推法的操作方法：拇指屈曲，指端顶于食指桡侧缘，或以螺纹面压在食指的指背上，余指握拳。以拇指指间关节桡侧或背侧着力于施术部位或穴位上。其运动过程同一指禅推法。

【动作要领】

一指禅推法操作时要求术者姿势端正，精神内守，肩、肘、腕各部位贯穿一个"松"字，做到蓄力于掌，发力于指，将功力集中于拇指端，才能使手法刚柔相济，形神俱备。

1. 沉肩 肩关节放松，肩胛骨自然下沉，不要耸肩用力，以腋下空松能容一横拳为宜。

2. 垂肘 肘关节自然下垂，略低于腕部。肘部不能抬起，亦不宜过度夹紧内收。

3. 悬腕 手掌自然垂屈，在保持腕关节放松的基础上，尽可能屈腕至90°。腕部在外摆时，尺侧要低于桡侧，回摆到最大时，尺、桡侧持平。

4. 指实掌虚 拇指端自然着实吸定于一点，切忌拙力下压，其余四指及掌部要放松，握虚拳。前臂摆动产生的功力通过拇指轻重交替作用于体表，外摆和回摆时着力轻重为3：1，即"推三回一"。

5. 紧推慢移 是指在体表移动操作时，前臂维持较快的摆动频率，即每分钟120～160次，但拇指端或螺纹面移动的速度要慢。

【注意事项】

（1）拇指应吸定于一点，不能随着腕部的摆动而在体表上滑动或摩擦，循经推动时，应在吸定的基础上缓慢移动。

（2）临床操作有屈伸拇指指间关节和不屈伸拇指指间关节两种术式，前者刺激柔和，后者着力较稳，刺激较强。若术者拇指指间关节较硬，或治疗时要求较柔和的刺激，宜选用屈伸拇指指间关节的操作；若术者拇指指间关节较柔软，或治疗时要求的刺激较强，宜选用不屈伸拇指指间关节的操作。

【适用部位】 一指禅推法刺激中等，接触面积小，深透性好，临床适于循经络、推穴位。而由一指禅推法变化而来的一指禅偏峰推法，以其"少商劲"的轻快柔和，多用于颜面部；一指禅屈指推法因其着力沉稳、刚劲有力则多用于颈项部及关节骨缝处。

【临床应用】 主要适用于头痛、失眠、面瘫、近视、颈项强痛、冠心病、腰痛、胃脘痛、泄泻、便秘、月经不调等内、妇科疾病及关节酸痛等。

头痛、失眠、面瘫、近视，宜用一指禅偏峰推法。头痛、失眠以太阳穴为重点，可自印堂向上至神庭穴往返推数次，其次由印堂沿两侧眉弓推至两侧太阳穴往返数次，再由神庭穴沿发际经头维至两侧太阳穴往返推数次。常与揉太阳、抹前额及按揉三阴交等方法配合使用；面瘫，以一指禅偏峰推法推下关、颊车、地仓、迎香、四白、太阳等穴，多与抹面法等配合应用；近视，用一指禅偏峰推法推眼眶周围诸穴，呈"∞"形线路反复数次，以缓解眼肌痉挛，可与按揉法按揉眼周穴位配合使用；颈项强痛，可用一指禅推法自哑门沿颈脊柱正中推至大椎穴，接着由两侧风池穴沿两侧肌外缘椎至颈根部，可反复数次，亦可用一指禅屈指推法沿上述线路操作，常与颈项部拇指按揉法、拿法等配合应用；便秘、泄泻、胃脘痛等胃肠道疾患，用一指禅推法推足太阳膀胱经第一侧线，可重点推脾俞、胃俞、肝俞、大肠俞等穴位，常与腹部摩法等配合应用；冠心病，用一指禅推法推心俞、风门、肺俞及膈俞，多与拇指按揉法按揉内关及上述穴位等方法配合应用；腰痛、痛经、月经不调、关节酸痛等病证，可根据具体病情随证选穴应用。

（三）揉法

以手掌大鱼际或掌根、全掌、手指螺纹面着力，吸定于体表施术部位上，作轻柔和缓的上下、左右或环旋动作，称为揉法。根据操作时接触面的不同可分为掌揉法和指揉法。掌揉法又可分为大鱼际揉法、掌根揉法和（全）掌揉法；指揉法又可分为中指揉法、三指揉法和拇指揉法。

【操作】

1. 大鱼际揉法　沉肩、垂肘，腕关节放松，呈微屈或水平状。大拇指内收，余四指自然伸直，用大鱼际附着于施术部位上。以肘关节为支点，前臂作主动运动，带动腕关节摆动，使大鱼际在治疗部位上作轻缓柔和的上下、左右或轻度的环旋揉动，并带动该处的皮下组织一起运动，频率每分钟120～160次（图5-4）。

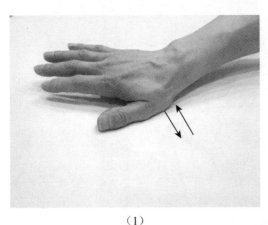
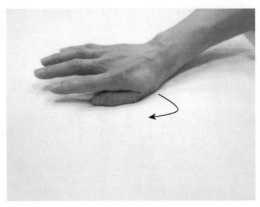

|（1）|（2）|

图5-4　大鱼际揉法

2. 掌根揉法　肘关节微屈，腕关节放松并略背伸，手指自然弯曲，以掌根部附着于施术部位。以肘关节为支点，前臂作主动运动，带动腕及手掌连同前臂作小幅度的回旋揉动，并带动该处的皮下组织一起运动，频率每分钟60次左右（图5-5）。掌揉法是以整个手掌掌面着力，操作术式与掌根揉法相同。

3. 拇指揉法 是以拇指螺纹面着力于施术部位，余四指置于相应的位置以支撑助力，腕关节微悬。拇指及前臂部主动施力，使拇指螺纹面在施术部位上做轻柔的环旋揉动，频率每分钟 120～160 次（图 5-6）。

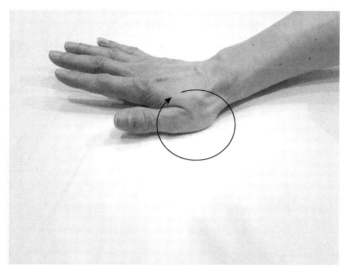

图 5-5　掌根揉法

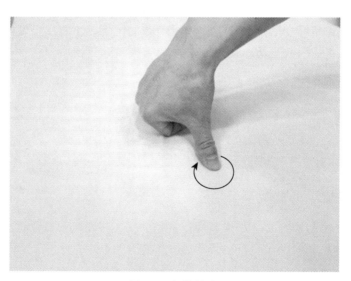

图 5-6　拇指揉法

4. 中指揉法 中指伸直，食指搭于中指远端指间关节背侧，腕关节微屈，用中指螺纹面着力于一定的治疗部位或穴位。以肘关节为支点，前臂作主动运动，通过腕关节使中指螺纹面在施术部位上做轻柔的小幅度的环旋或上下、左右运动，频率每分钟 60 次左右（图 5-7）。

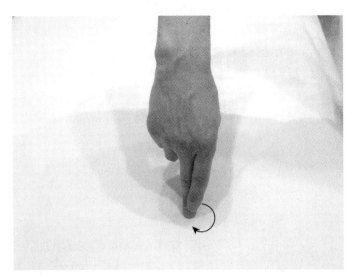

图 5-7 中指揉法

【动作要领】

（1）所施压力要小。《厘正按摩要术》："揉以和之……是从摩法生出者。"揉法和摩法两者区别主要在于：揉法着力较重，操作时指掌吸定相应部位，带动皮下组织运动，和体表没有摩擦动作；摩法则着力较轻，操作时指掌在体表作环旋摩擦，不带动皮下组织。揉法刺激轻柔，为加强刺激，临床上常和按法结合使用而成按揉法。

（2）动作要灵活而有节律性。大鱼际揉法腕部宜放松，而指揉法则腕关节要保持一定紧张度，掌根揉法则腕关节略有背伸，松紧适度。

【注意事项】 揉法应吸定于施术部位，带动皮下组织一起运动，不能在体表上有摩擦运动。操作时向下的压力不可太大。

【适用部位】 大鱼际揉法主要适用于头面部、胸胁部；掌根揉法适用于腰背等面积大且平坦的部位；掌揉法常用于脘腹部；指柔法适用于全身各部经络、腧穴以及压痛点。

【临床应用】 主要适用于脘腹胀痛、胸闷胁痛、便秘、泄泻、头痛、眩晕及儿科病证等，亦可用于头面部及腹部保健。

脘腹胀痛，可掌揉或大鱼际揉腹部；胸闷胁痛，可沿任脉或肋间隙用大鱼际揉法操作；腰痛可掌根揉肾俞、命门、腰阳关等穴；头痛、眩晕可指揉印堂、神庭、太阳等穴；小儿先天性肌性斜颈，可三指揉颈部。揉法用于腹部或治疗小儿病证时，常根据不同的病情选择顺时针或逆时针的揉动方向。

二、摩擦类手法

（一）摩法

用指或掌在体表做环形或直线往返摩动，称为摩法。分为指摩法和掌摩法两种。

【操作】

1. 指摩法　指掌部自然伸直，食指、中指、无名指和小指并拢，腕关节略屈。以食指、中指、无名指和小指指面附着于施术部位，以肘关节为支点，前臂主动运动，使指面随同腕关节做环形或直线往返摩动（图 5-8）。

2. 掌摩法　手掌自然伸直，腕关节略背伸，将手掌平放于体表施术部位上。以肘关节为支点，前臂主动运动，使手掌随同腕关节连同前臂做环旋或直线往返摩动（图 5-9）。

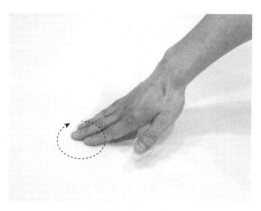

图 5-8　指摩法

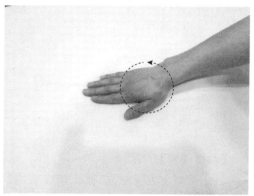

图 5-9　掌摩法

【动作要领】

（1）肩臂部放松，肘关节屈曲 40°～60°。

（2）指摩法时腕关节要保持一定的紧张度，掌摩法时则腕部要放松。

（3）摩动的速度、压力宜均匀。一般指摩法宜稍轻快，掌摩法宜稍重缓。《厘正按摩要术》："摩法较推则从轻，较运则从重。"频率约每分钟 120 次。

（4）要根据病情的虚实来决定手法的摩动方向。临床一般以环摩应用较多，直摩应用相对较少。就环摩而言，传统以"顺摩为补，逆摩为泻"，实证宜逆时针方向摩动。

【注意事项】　操作时注意摩动的速度和压力应适中，不要带动皮下组织。《圣济总录》："摩法不宜急，不宜缓，不宜轻，不宜重，以中和之意取之。"

【适用部位】　全身各部。以腹部应用较多。

【临床应用】　主要用于脘腹胀满、消化不良、泄泻、便秘、咳嗽、气喘，月经不调、痛经、阳痿、遗精、外伤肿痛等病证。

脘腹胀痛、消化不良、泄泻、便秘等胃肠道疾患可摩中脘、天枢、脐部及全腹，可配合大鱼际揉法于上述部位；咳嗽、气喘，可摩膻中、胁肋部，可与拇指按揉法按揉背部两侧的风门、肺俞、心俞等方法配合使用；月经不调、痛经，可摩小腹部的关元、气海，可配合揉法于上述穴位施用；遗精、阳痿，可掌摩下腹部、腰骶部，可配合揉关元、气海及擦肾俞等方法使用；外伤肿痛及风湿痹痛，可摩患处，常配合大鱼际揉法轻揉患处。

（二）擦法

用指或掌贴附于体表一定部位，作较快速的直线往返运动，使之摩擦生热，称为擦法，分为指擦法、掌擦法、大鱼际擦法和小鱼际擦法。

【操作】　以食指、中指、无名指和小指指面或掌面、手掌的大鱼际、小鱼际置于体表施术部位。腕关节伸直，使前臂与手掌相平。以肘或肩关节为支点，前臂或上臂做主动运动，使手的着力部分在体表做均匀的上下或左右直线往返摩擦移动，使施术部位产生一定的热量。用食指、中指、无名指和小指指面着力称指擦法，用全掌面着力称掌擦法（图 5-10）；用手掌的大鱼际着力称大鱼际擦法（图 5-11）；用小鱼际着力称小鱼际擦法（图 5-12）。

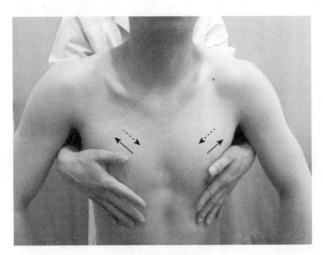

图 5-10　掌擦法

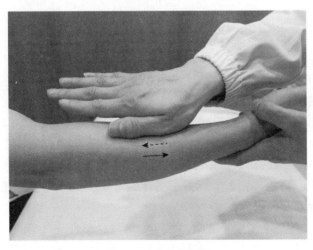

图 5-11　大鱼际擦法

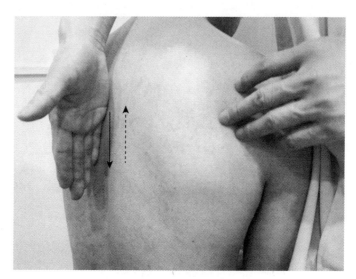

图 5-12　小鱼际擦法

【动作要领】

（1）肩关节宜放松，肘关节宜自然下垂并内收。

（2）操作时，着力部分要紧贴体表，压力要适度，须直线往返运行，往返的距离多数情况下应尽力拉长，而且动作要连续不断，有如拉锯状。

（3）指擦法时应以肘关节为支点，前臂为动力源，擦动的往返距离宜小，属擦法中的特例。掌擦法、大鱼际擦法及小鱼际擦法均以肩关节为支点，上臂为动力源，擦动的往返距离宜大。

（4）力度以患者感受到透热为度。频率每分钟 120 次以上。

【注意事项】

（1）不可隔衣操作，须暴露施术部位皮肤。

（2）压力大小适中。擦法操作时如压力过大，则手法重滞，且易擦破皮肤；如压力过小，则不易生热。

（3）擦动时运行的线路不可扭曲歪斜。

（4）不可擦破皮肤。实施擦法前可使用润滑剂（如冬青膏、红花油等），既可防止皮肤损伤，又可使擦的热度深透，提高手法效应。

（5）擦法操作完毕，不可再于施术部分进行摩擦和挤压类手法，以免损伤皮肤。

（6）操作者自然呼吸，切忌屏气。

【适用部位】　全身各部。指擦法接触面较小，适于颈项、肋间等部位；掌擦法接触面大，适于肩背、胸腹部；大鱼际擦法适于四肢部，尤以上肢为常用；小鱼际擦法适于肩背、脊柱两侧及腰骶部。

【临床应用】　擦法主要用于咳嗽、气喘、胸闷、慢性支气管炎、肺气肿，慢性胃炎、消化不良，女子不孕、男性阳痿及四肢伤筋、软组织肿痛、风湿痹痛等病证。

慢性支气管炎、肺气肿、哮喘等病证，可擦胸部和上背部，常与胸胁部摩法、拇指按揉背部的风门、肺俞、心俞等方法配合应用；慢性胃炎、胃下垂、消化不良等病证，宜擦背部两侧膀胱经和两下肢足三里穴，可与脘腹部摩法、揉法配合应用；阳痿及女子不孕，宜擦肾俞、八髎，常与摩关元、气海及摩腰骶部等方法配合应用；四肢伤筋，软组织肿痛及风湿痹痛，宜擦患处，可配合摩法于患处施用。

（三）推法

以指、掌、拳或肘部着力于体表一定部位或穴位上，做单方向的直线或弧形推动，称为推法。成人推法以单方向直线推为主，又称平推法。

【操作】

1. 指推法　包括拇指端推法、拇指平推法和三指推法。

（1）拇指端推法：以拇指端着力于施术部位或穴位上，余四指置于对侧或相应的位置以固定，腕关节略屈并向尺侧偏斜。拇指及腕部主动施力，向拇指端方向呈短距离单向直线推进（图5-13）。

（2）拇指平推法：以拇指螺纹面着力于施术部位或穴位上，余四指置于其前外方以助力，腕关节略屈曲。拇指及腕部主动施力，向其食指方向呈短距离、单向直线推进。在推进的过程中，拇指螺纹面的着力部分应逐渐偏向桡侧，且随着拇指的推进腕关节应逐渐伸直。

（3）三指推法：食指、中指、无名指并拢，以指端部着力于施术部位上，腕关节略屈。前臂部主动施力，通过腕关节及掌部使食指、中指及无名指三指向指端方向做单向直线推进。

2. 掌推法　以掌根部着力于施术部位，腕关节略背伸，肘关节伸直。以肩关节为支点，上臂部主动施力，通过肘、前臂、腕，使掌根部向前方做单方向直线推进（图5-14）。

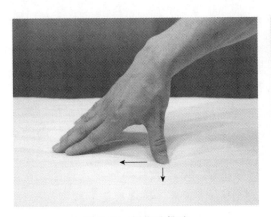
图5-13　拇指端推法

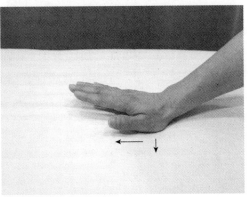
图5-14　掌推法

3. 拳推法　手握实拳，以食指、中指、无名指及小指四指的近侧指间关节的突起部着力于施术部位，腕关节挺劲伸直，肘关节略屈。以肘关节为支点，前臂主动施力，向前呈单方向直线推进（图5-15）。

4. 肘推法　屈肘，以肘关节尺骨鹰嘴突起部着力于施术部位，另一侧手臂抬起，以掌部扶握屈肘侧拳顶以固定助力。以肩关节为支点，上臂部主动施力，做较缓慢的单方向直线推进（图 5-16）。

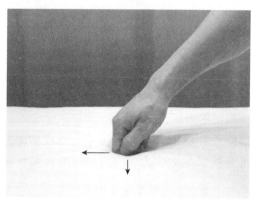

图 5-15　拳推法

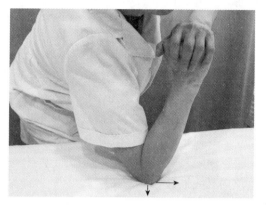

图 5-16　肘推法

【动作要领】

（1）紧贴体表，压力均匀。

（2）速度适中，动作平稳。

（3）单向操作，直线移动。

（4）拳、肘推法宜顺肌纤维走行方向推进。

（5）拇指端推法与拇指平推法推动的距离宜短，其他种推法则推动的距离宜长。

【注意事项】

（1）推进的速度不可过快，压力不可过重或过轻。

（2）不可推破皮肤。为防止推破皮肤，可使用冬青膏、滑石粉及红花油等润滑剂。

（3）不可歪曲斜推。

【适用部位】　指推法适于头面部、颈项部、手部和足部，尤以足部推拿为常用；掌推法、拳推法适于胸腹部、背腰部和四肢部；肘推法适于背、腰部脊柱两侧。

【临床应用】　主要用于高血压、头痛、头晕、失眠，腰腿痛、腰背部僵硬、风湿痹痛、感觉迟钝，胸闷胁胀、烦躁易怒，腹胀、便秘、食积，软组织损伤、局部肿痛等病证。

　　高血压、头痛、头晕、失眠等病证，可指推桥弓，掌推脊柱两侧膀胱经脉，常与抹前额、揉太阳、按百会、拿颈项等方法配合应用；腰腿痛、风湿痹痛、腰背部僵硬、感觉迟钝等病证，宜用肘推法推脊柱两侧膀胱经脉、华佗夹脊及两下肢后侧，亦可用掌推法和拳推法操作，常与按法、点法、拿法等配合应用；胸闷胁胀、烦躁易怒等，宜用掌推法分推胸胁部，常与擦胸胁，按揉背部的肝俞、胆俞等方法配合应用；腹胀、便秘、食积等病证，用掌推法推脘腹部，常与脘腹部揉法、摩法配合使用；软组织损伤、局部肿痛等病证，宜用指推法和掌推法于病变处施治，多与病变处大鱼际揉法配合应用。

（四）搓法

用双手掌面夹住肢体或以单手、双手掌面着力于施术部位，做交替搓动或往返搓动，称为搓法。包括夹搓法和推搓法两种。

【操作】

1. 夹搓法 以双手掌面相对用力夹住施术部位，令受术者肢体放松。以肘关节和肩关节为支点，前臂与上臂部主动施力，做相反方向的较快速搓动，一般为近心端向远心端操作（图 5-17）。

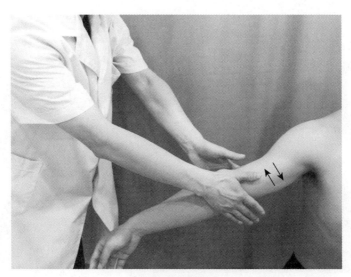

图 5-17 夹搓法

2. 推搓法 以单手或双手掌面着力于施术部位。以肘关节为支点，前臂部主动施力，做较快速的推去拉回的搓动。

【动作要领】

（1）操作时动作要协调、连贯。每分钟约操作 200 次。

（2）快搓慢移：搓动速度宜快，移动速度宜慢。

（3）夹搓法双手用力要对称。

（4）操作者自然呼吸，切记屏气。

【注意事项】 施力不可过重。夹搓时如夹得太紧或推搓时下压力过大，会造成手法呆滞。

【适用部位】 夹搓法适于四肢部、胁肋部；推搓法适于背腰部及下肢后侧。

【临床应用】 主要用于肢体酸痛、关节活动不利及胸胁屏伤等病证。

四肢部酸痛，关节活动不利，宜用双手夹搓法搓四肢部及患病的关节；背腰部酸痛，宜用单手或双手推搓法于背腰部施治；胸胁屏伤及肝郁气滞之证，可用双手夹搓法夹搓胸胁部。也可作为上肢部治疗的结束手法。

（五）抹法

用拇指螺纹或掌面在体表做上下或左右及弧形曲线的抹动，称为抹法。主要分为指抹法与掌抹法两种。

【操作】

1. 指抹法　以单手或双手拇指螺纹面置于一定的施术部位上，余指置于相应的位置以固定助力。以拇指的掌指关节为支点，拇指主动施力，做上下或左右、直线及弧形曲线的抹动（图 5-18）。

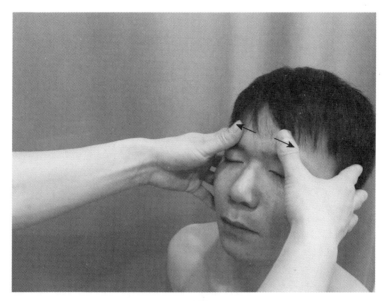

图 5-18　指抹法

指抹法亦可以食指、中指与无名指螺纹面于额颞部操作。具体方法：受术者仰卧位，术者置方凳坐于其头端。以双手食指、中指、无名指螺纹面分置于前额部近正中线两侧，以腕关节为指抹法支点，掌指部主动施力，自前额部向两侧分抹，经太阳穴至耳上角，可重复操作数遍。

2. 掌抹法　以单手或双手掌面置于一定的施术部位。以肘关节为支点，前臂部主动施力，腕关节放松，做上下或左右、直线及弧形曲线的抹动。

【动作要领】

（1）操作时手指螺纹面或掌面要贴紧施术部位皮肤。

（2）用力较轻，动作平稳、和缓、灵活。

（3）施术部位可适当涂抹润滑油。

【注意事项】　手法轻巧而不漂浮，贴实而不黏滞。

【适用部位】　指抹法适于面部、手足部；掌抹法适于背腰部、四肢部。

【临床应用】　主要用于感冒、头痛，面瘫及肢体酸痛等。

感冒、头痛，宜用指抹法抹前额部及两侧太阳穴，可与按揉太阳、攒竹等法配合应用；面瘫，用指抹法抹面，常与指揉四白、迎香、颊车等法配合使用；肢体酸痛，宜用掌抹法抹病变肢体，常与推法、按揉法等于病变处配合应用。

三、振动类手法

（一）抖法

用双手或单手握住受术者肢体远端，做小幅度的上下连续抖动，称为抖法。临床一般以抖上肢、抖下肢法常用。

【操作】

1. 抖上肢法 受术者取坐位或站立位，肩臂部放松。术者站在其前外侧，身体略为前俯。用双手握住其腕部，慢慢将被抖动的上肢向前外方抬起至60°左右，然后两前臂微用力做连续的小幅度的上下抖动，使抖动所产生的抖动波似波浪般地传递到肩部（图5-19）。或术者以一手按其肩部，另一手握住其腕部，做连续不断的小幅度的上下抖动，抖动中可结合被操作肩关节的前后方向活动。

2. 抖下肢法 受术者仰卧位，下肢放松。术者站其足端，用双手分别握住受术者两足踝部，将两下肢抬起，离开床面30 cm左右，然后上、前臂部同时施力，做连续的上下抖动，使其下肢及髋部有舒松感。两下肢可同时操作，亦可单侧操作（图5-20）。

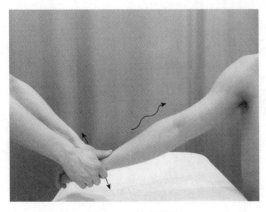

图 5-19 抖上肢法

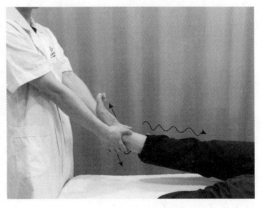

图 5-20 抖下肢法

【动作要领】

（1）被抖动的肢体要自然伸直，并应使肌肉处于最佳松弛状态。

（2）抖动所产生的抖动波应从肢体的远端传向近端。

（3）抖动的幅度要小，频率要快。一般抖动幅度控制在2～3 cm以内；上肢部抖动频率在每分钟250次左右，下肢部抖动频率宜稍慢，一般在每分钟100次左右即可。

【注意事项】

（1）施术者两脚前后间隔一定距离放置，以增大支撑面，操作时不可屏气。

（2）受术者肩、肘、腕有习惯性脱位者禁用。

【适用部位】 适于四肢部。

【临床应用】　主要用于肩周炎、颈椎病、髋部伤筋、腰椎间盘突出症等颈、肩、臂、腿部疼痛性疾患。

肩周炎、颈椎病等可用抖上肢法，髋部伤筋用抖下肢法。常与搓法相结合，作为上、下肢部治疗的结束手法。

（二）振法

以掌和指在体表施以振动的方法，称为振法，有掌振法和指振法两种。

【操作】　以手指或手掌着力在体表，前臂和手部的肌肉强力地静止性用力，产生震颤动作。用手指着力称指振法，用手掌着力称掌振法。操作时力量要集中于指端或手掌上，振动的频率较高，每分钟600～800次，着力稍重（图5-21）。

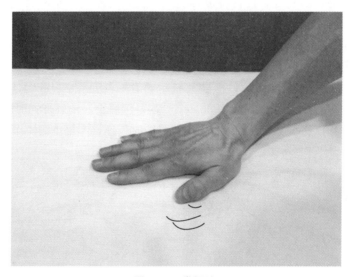

图 5-21　掌振法

【动作要领】

（1）前臂与手部必须静止性用力，所谓静止性用力，即是将前臂与手部肌肉绷紧，但不做主动运动。

（2）注意力要高度集中于掌根部。古有"意气相随""以意领气"之说，所以一般认为振法属内功流派手法，它是靠意念和静止力的结合完成的，无外在表现。

（3）要有较高的振动频率。振法是手臂部肌肉的静止性用力，所以手部容易产生不自主的细微运动，这种细微的运动就形成了振动波。

（4）以掌指部自然压力为准，不要施加额外压力。

【注意事项】　操作时手臂不要有主动运动。即除手臂部静止性用力外，不能故意摆动或颤动，也不要向受术部位施加压力。振法会让施术者感到疲乏，应注意自身保护。

【适用部位】　指振法适于全身各部穴位，掌振法适于胸腹部。

【临床应用】　主要用于头痛、失眠，胃下垂、胃脘痛，咳嗽、气喘，痛经、月经不调等病证。

头痛、失眠,可指振印堂、太阳、百会等穴,可配合按揉上述穴位;胃下垂、胃脘痛,可指振中脘或掌振脘腹部,可配合胃脘部揉法等方法使用;咳嗽、气喘,可指振膻中穴,可配合按揉背部膀胱经第一侧线施治;痛经、月经不调,可掌振小腹部及腰骶部,可配合揉小腹、擦腰骶等方法应用。

(三) 颤法

以指和掌在施术部位做颤动的方法,称为颤法。颤法同振法易于混淆,有的甚至混称为"振颤法",应加以区别。根据手法操作部位的不同,可分为单掌颤法和双掌颤法。

【操作】 以食、中二指或食、中、无名三指螺纹面或掌面置于施术部位,手指和臂部肌肉绷紧,主动施力,使手臂部产生有规律的颤动,使受术部位连同术者手臂一起颤动。手指或手掌着力在体表,手部和臂部肌肉绷紧,主动施力,使手臂产生有节律的颤动。使施术部位连同术者手臂一起颤动(图5-22)。

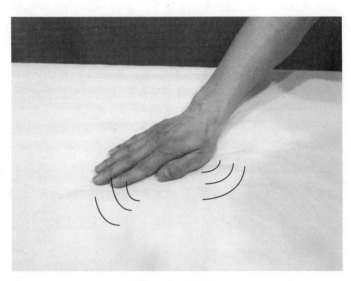

图 5-22 掌颤法

【动作要领】

(1) 前臂与手部要主动颤动,振法是手臂部的肌肉静止性用力而不做主动性运动。而颤法除手臂的肌肉需要绷紧外,要进行主动的运动,这种运动形成了外在可见的颤动波。

(2) 要有一定的颤动频率。颤法的运动频率一般在每分钟 200~300 次。

(3) 要有一定的压力。操作时对施术部位要施加合适的压力,既不可过重,又不能过轻,过大用力易造成受术者局部不适感,过轻用力又会达不到治疗效果,以出现术者的手臂颤动传递为宜。

【注意事项】 颤法对术者体能的消耗较振法少,但亦应注意自身保护,不可过久施力。

【适用部位】　适用于腹部。

【临床应用】　主要用于腹胀、消化不良等病证。治疗腹胀、消化不良，可指颤上、中、下三脘，掌颤脐部，具有消胀除满、消食导滞的作用。常与揉胃脘、揉天枢等方法配合使用。

四、挤压类手法

（一）按法

以指或掌按压体表，称按法。《医宗金鉴·正骨心法要旨》："按者，谓以手往下抑之也。"按法具有刺激强而舒适的特点。按法又常与揉法相结合，组成"按揉"复合手法。分为指按法和掌按法两种。

【操作】

1. 指按法　以拇指螺纹面着力于施术部位，余四指握拳或张开，置于相应位置以支撑助力，腕关节屈曲40°～60°。拇指主动用力，垂直向下按压。当按压力达到所需的力度后，要稍停片刻，即所谓的"按而留之"，然后松劲撤力，再做重复按压，使按压动作既平稳又有节奏性（图5-23）。

2. 掌按法　以单手或双手掌面置于施术部位。以肩关节为支点，利用身体上半部的重量，通过上、前臂传至手掌部，垂直向下按压，用力原则同指按法（图5-24）。

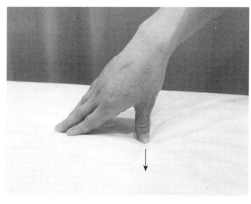

图5-23　指按法

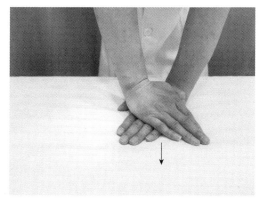

图5-24　掌按法

【动作要领】

（1）指按法宜悬腕。当腕关节悬屈40°～60°时，拇指易于发力，余四指可握拳，也可虎口张开以助力。

（2）掌按法应以肩关节为支点。

（3）按压的用力方向多为垂直向下或与受力面相垂直。

（4）用力要由轻到重，稳而持续，使刺激充分达到身体组织的深部。

（5）要有缓慢的节奏性。

【注意事项】

（1）指按法接触面积较小，刺激较强，常在按后施以揉法，有"按一揉三"之说，即重按一下，轻揉三下，形成有规律的按后予揉的连续手法操作。

（2）不可突施暴力。不论指按法还是掌按法，其用力原则均是由轻而重，再由重而轻，手法操作忌突发突止，暴起暴落，同时一定要掌握好患者的骨质情况，诊断必须明确，以避免造成骨折。

【适用部位】 指按法适于全身各部，尤以经络、穴位常用；掌按法适于背部、腰部、下肢后侧以及胸部、腹部等面积较大而又较为平坦的部位。

【临床应用】 按法常用于头痛、腰背痛、下肢痛等各种痛证以及风寒感冒等病证。

头痛，可指按头维、百会、太阳、风池等穴，可配合拇指按揉上述穴位；腰痛、下肢部疼痛，可掌按背部或腰部、下肢后侧，可配合擦法于上述部位施治；风寒感冒可掌按或指按背部膀胱经诸穴，可配合使用擦法擦脊柱两侧膀胱经脉。

（二）点法

用指端或屈曲的指间关节部着力于施术部位，持续地进行点压，称为点法。点法首见于《保生秘要》，由按法演化而来，可属于按法范畴。点法具有着力点小、刺激强、操作省力等特点，与压法基本相同，其区别点在于压法的着力面积较大，而点法着力面积较小。点法主要包括拇指端点法、屈拇指点法和屈食指点法等。

【操作】

1. 拇指端点法 手握空拳，拇指伸直并紧靠于食指中节，以拇指端着力于施术部位或穴位上。前臂与拇指主动发力，进行持续点压。亦可采用拇指按法的手法形态、用拇指端进行持续点压（图5-25）。

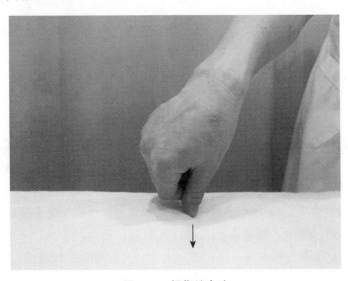

图 5-25 拇指端点法

2. 屈拇指点法　屈拇指，以拇指指间关节桡侧着力于施术部位或穴位，拇指端抵于食指中节桡侧缘以助力。前臂与拇指主动施力，进行持续点压（图5-26）。

3. 屈食指点法　屈食指，其他手指相握，以食指近端指间关节突起部着力于施术部位或穴位上，拇指末节尺侧缘紧压食指指甲部以助力。前臂与食指主动施力，进行持续点压（图5-27）。

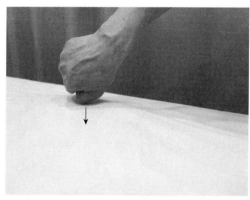

图 5-26　屈拇指点法

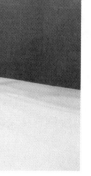

图 5-27　屈食指点法

【动作要领】

（1）拇指端点法宜手握空拳，拇指螺纹面应贴紧食指中节外侧，以免用力时扭伤拇指指间关节。

（2）屈拇指点法，拇指端应抵在食指中节桡侧缘，如此则拇指得到了助力和固定。

（3）屈食指点法，宜手指相握成实拳，拇指末节尺侧缘要紧压在食指指甲部以固定和助力。

（4）用力要由轻到重，力量逐渐增加至有强烈"得气"的感觉，以能忍受为度，动作平稳而持续。

（5）用力方向宜与受力面相垂直。

【注意事项】

（1）不可突施暴力。既不能突然发力，也不可突然收力。

（2）对年老体弱、久病虚衰的患者不可施用点法，尤其是心功能较弱患者忌用。

（3）点后宜用揉法，以避免气血积聚及点法所施部位或穴位的局部软组织损伤。

【适用部位】　全身各部位，尤其适用于全身阳经穴位及阿是穴。

【临床应用】　点法主要用于各种痛证，其疗效一般情况下优于按法和压法。

胃脘痛点脾俞、胃俞；腹痛点足三里、上巨虚；头痛点头维、百会、太阳、风池等；牙痛点合谷、下关、颊车等；落枕痛点天宗、拇指根部；腰腿痛点肾俞、气海俞、大肠俞、关元俞、八髎、环跳、委中、阳陵泉、承山等。可用按法、压法及按揉法等于上述穴位处配合应用。

（三）捏法

用拇指和其他手指在施术部位作对称性的挤压，称为捏法。捏法要求拇指与余指具有强劲持久的对合力。捏法可单手操作，亦可双手同时操作。

因拇指与其他手指配合的多寡而有三指捏法、五指捏法等名称。

【操作】　用拇指和食、中指指面，或用拇指和其余四指指面夹住肢体或肌肤，相对用力挤压，随即放松，再用力挤压、放松，重复以上挤压、放松动作，并循序移动（图 5-28）。

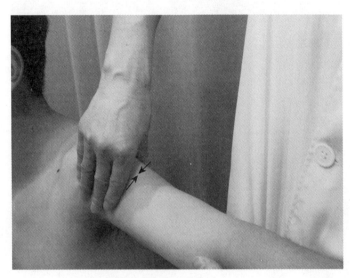

图 5-28　捏法

【动作要领】
（1）拇指与其余手指要以指面着力，施力时双方力量要对称。
（2）动作要连贯而有节奏性，用力要均匀而柔和。

【注意事项】
（1）注意不要用指端着力。如以指端着力就会失去挤压的力量。
（2）操作时注意不要含有提和揉的成分，如捏中含提、揉，则其性质即趋于拿法。

【适用部位】　四肢部、颈项部和头部。

【临床应用】　捏法主要用于疲劳性四肢酸痛、颈椎病等病证。

用于治疗疲劳性四肢酸痛，用捏法自四肢的近端捏向远端，常配合四肢部拿法等施用；治疗颈椎病，尤适于椎动脉型和交感型，以捏法自两侧风池穴向下循序捏至颈根部，可配合颈项部拇指按揉法及拨法、拿法等施用。

（四）拿法

用拇指和其余手指相对用力，提捏或揉捏肌肤，称为拿法。有"捏而提起谓之拿"的说法。拿法可单手操作，亦可双手同时操作。根据拇指与其他手指配合数量的多寡，而有三指拿法、五指拿法等。

【操作】 以拇指和其余手指的指面相对用力，捏住施术部位肌肤并逐渐收紧、提起，腕关节放松。以拇指同其他手指的对合力进行轻重交替、连续不断的提捏并施以揉动（图5-29）。

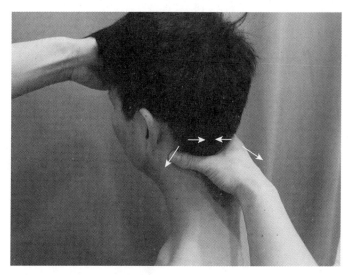

图 5-29 拿法

【动作要领】

（1）用拇指和其余手指的指面着力，不能用指端内扣。

（2）捏提中宜含有揉动之力，实则拿法为一复合手法，含有捏、提、揉这三种成分。

（3）腕部要放松，使动作柔和灵活，连绵不断，且富有节奏感。

【注意事项】 拿法应注意动作的协调性，不可死板僵硬。初习者不可用力久拿，以防伤及腕部与手指的屈肌肌腱及腱鞘。

【适用部位】 颈项部、肩部、四肢部和头部等。

【临床应用】 拿法常用于颈椎病，四肢酸痛，头痛恶寒等证。

颈椎病，可拿颈项部、肩井部及患侧上肢，可与颈项部捏法、按揉法等配合使用；运动性疲劳，可自四肢近端拿向远端，常与四肢部捏法、揉法、抖法等配合应用；头痛恶寒等外感表证，可拿风池、颈项部、肩井及头部，多与抹头面、颞部扫散等方法配合使用。

（五）捻法

用拇、食指夹住治疗部位进行搓揉捻动，称为捻法。

【操作】 用拇指螺纹面与食指桡侧缘或螺纹面相对捏住施术部位，拇指、食指主动运动，稍用力做对称性的快速搓揉动作，如捻线状（图5-30）。

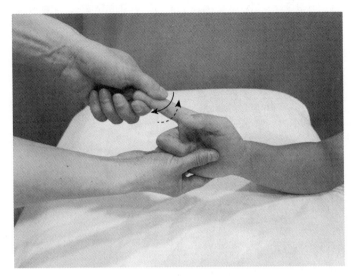

图 5-30　捻法

【动作要领】

（1）拇指与食指在捻动时揉劲宜多，搓劲宜少，两指捻动的方向相反，是一种相向运动。

（2）捻动速度宜快，而在施术部位移动速度宜慢。

（3）捻动时动作要灵活连贯，柔和有力。

【注意事项】　操作时注意手法不可僵硬、呆滞。

【适用部位】　四肢小关节。

【临床应用】捻法常用于指间关节扭伤，类风湿性关节炎，屈指肌腱腱鞘炎等。指间关节扭伤，可捻损伤的关节处；类风湿性关节炎，四肢小关节肿胀疼痛者，可依次捻治；屈指肌腱腱鞘炎，以患指的腹侧面为重点进行捻治。以上四肢小关节病变均可与拇指按揉法配合应用。

（六）拨法

用拇指深按于治疗部位，进行单向或往返的拨动，称为拨法。拨法力量沉实，拨动有力，有较好的止痛和解除粘连的作用，是常用手法之一。

【操作】　拇指伸直，以指端着力于施术部位，余四指置于相应位置以助力。拇指适当用力下压至一定深度，待有酸胀感时，再做与肌纤维或肌腱、韧带、经络成垂直方向的单向或来回拨动。若单手指力不足时，亦可以双手拇指重叠进行操作（图 5-31）。

【动作要领】

（1）按压力与拨动力方向要垂直。

（2）拨动时拇指不能在皮肤表面有摩擦移动，应带动肌纤维或肌腱、韧带一起拨

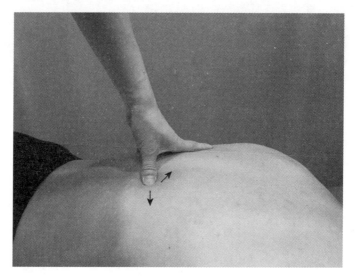

图 5-31　拔法

动。拔法与弹拨法有相似之处，其区别点在于拔法对皮肤无摩擦移动，而弹拨法除对肌纤维或肌腱、韧带施以弹拨外，对皮肤亦形成了较重的摩擦移动。

（3）用力要由轻到重，实而不浮。

【注意事项】　拔法在操作时，应注意掌握"以痛为腧，无痛用力"的原则。即在患处先找到某一体位时最疼痛的一点，以拇指指端按住此点不放，随后转动患部肢体，在运动过程中，找到并保持在指面下的痛点由痛变为不痛的新体位，而后施以拔法。

【适用部位】　四肢部、颈项部、肩背部、腰部、臀部等部位。

【临床应用】　拔法主要用于落枕、肩周炎、腰肌劳损、网球肘等病证。

落枕可在项背部酸痛点施以拔法，并配合颈部的前俯、后仰、侧屈等被动活动；肩周炎，若软组织粘连，功能活动障碍时，可以拔法拨肱二头肌长、短头肌腱附着处及三角肌与肱三头肌交接处和肩贞、天宗等穴位，并配合肩关节外展、旋转等被动活动；网球肘可拨肱骨外上髁压痛点。常与按揉法、点法等于病变处配合应用。

五、叩击类手法

（一）拍法

用虚掌拍打体表，称拍法。拍法可单手操作，亦可双手同时操作。

【操作】　五指并拢，掌指关节微屈，使掌心空虚。腕关节放松，前臂主动运动，上下挥臂平稳而有节奏地用虚掌拍击施术部位。用双掌拍打时，宜双掌交替操作（图5-32）。

【动作要领】

（1）拍击时动作要平稳，要使整个掌、指周边同时接触体表，声音清脆而无疼痛。

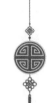

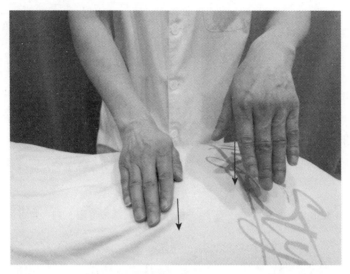

图 5-32　拍法

（2）腕部要放松。上下挥臂时，前臂带动手掌，力量通过放松了的腕关节传递到掌部，使刚劲化为柔和。

（3）直接接触皮肤拍打时，以皮肤轻度充血发红为度。

【注意事项】

（1）拍击时力量不可有所偏移，否则易因抽击皮肤而疼痛。

（2）要掌握好适应证，对结核、肿瘤、冠心病等禁用拍法。

【适用部位】　常用于肩背部、腰骶部和下肢后侧。

【临床应用】　主要用于腰背筋膜劳损及腰椎间盘突出症。对腰背筋膜劳损，腰椎间盘突出症，可以拍法拍背部、腰骶部及下肢后侧，宜反复施力，具有舒筋通络，行气活血的作用。常配合背部、腰部及臀腿部击法应用。拍法亦常作为推拿结束手法和保健手法使用。

（二）击法

用拳背、掌根、掌侧小鱼际、指尖或用桑枝棒叩击体表，称为击法。

【操作】

1. 拳击法　手握空拳，腕伸直，用拳背节律性平击施术部位（图 5-33）。

2. 掌击法　手指自然松开，腕关节背伸，前臂主动施力，用掌根部节律性叩击施术部位（图 5-34）。

3. 侧击法（又称小鱼际击）　手指自然伸直，腕略背伸，前臂主动运动，用单手或双手小鱼际部节律性击打施术部位（图 5-35）。

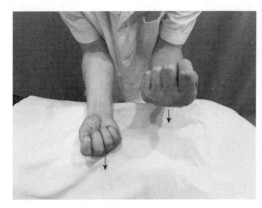

图 5-33　拳击法

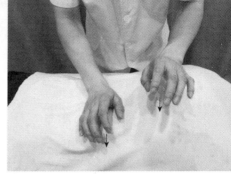

图 5-34　掌击法

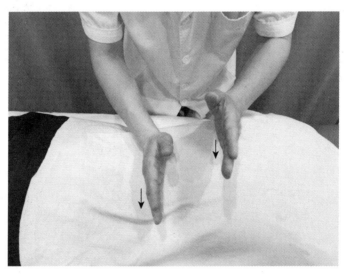

图 5-35　侧击法

4. 指尖击法　手指半屈，腕关节放松，前臂主动运动，用指端轻轻击打施术部位，如雨点下落。

5. 棒击法　手握桑枝棒一端。前臂主动运动，用棒体节律性击打施术部位。

【动作要领】

（1）击打时用力要稳，要含力蓄劲，收发自如。

（2）击打时要有反弹感，当一触及受术部位后即迅速弹起，不要停顿或拖拉。

（3）击打动作要连续而有节奏，快慢要适中。

（4）击打的力量要适中，应因人、因病而异。

【注意事项】

（1）应避免暴力击打。

（2）击法用劲要快速而短暂，垂直叩击体表，在叩击体表时不能有拖抽动作，速度要均匀而有节奏。

（3）用力适宜，有节奏。快速击打时，弹力要大，着力要小，轻重适度，动作协调。

【适用部位】拳击法适于大椎、腰骶部；掌击法适于腰臀部及下肢肌肉丰厚处；侧击法适于肩背部、四肢部；指尖击法适于头部；棒击法适于背腰部、下肢部。

【临床应用】主要用于颈腰椎疾患引起的肢体酸痛、麻木、风湿痹痛、疲劳酸痛、肌肉萎缩等病证。

对于颈椎病引起的上肢麻木头痛，可拳击大椎。操作时受术者宜取坐位，颈腰挺直，切不可于颈前屈位时击打，常配合颈项部按揉法、拿法等使用。风湿痹痛、肢体麻木者，可用侧击法和棒击法击打患病肢体的肌肉丰厚处，宜配合病变处施用㨰法、拿法等。若腰椎间盘突出症，下肢部疼痛较重者，用掌击法重击环跳穴，可配合腰臀部、下肢后侧拍法及侧击法应用。

六、运动关节类手法

对关节做被动性活动，使其在生理活动范围内进行屈伸或旋转、内收、外展等运动，称为运动关节类手法。主要包括摇法、背法、扳法和拔伸法。

（一）摇法

使关节做被动的/环转运动，称摇法。包括颈项部、腰部和全身四肢关节摇法。

【操作】

1. 颈项部摇法 受术者坐位，颈项部放松，略前屈。术者立于其侧后方。以一手扶按其头顶后部，另一手托扶于下颌部，两手臂协调运动，反方向施力，使头颈部按顺时针或逆时针方向进行环形摇转，可反复摇转数次（图 5-36）。

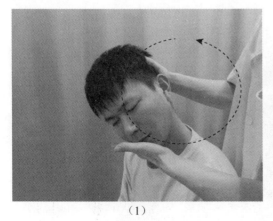
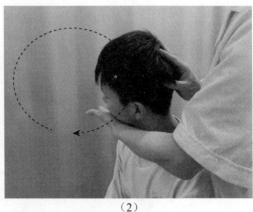

（1）　　　　　　　　　　　　　　　　（2）

图 5-36　颈项部摇法

2. 肩关节摇法　肩关节摇法种类较多，可分为托肘摇肩法、握手摇肩法、大幅度摇肩法等。

（1）托肘摇肩法：受术者坐位，肩部放松，被施术侧肘关节屈曲。术者站于其侧，两腿呈弓步式，身体上半部略为前俯。以一手扶按住肩关节上部，另一手托于其肘部，使其前臂放在术者前臂上。然后手臂部协同用力，做肩关节顺时针或逆时针方向的中等幅度的环转摇动（图 5-37）。

（2）握手摇肩法：受术者坐位，两肩部放松。术者立于其侧，以一手扶按被施术侧肩部，另一手握住其手部，稍用力将其手臂牵伸，待拉直后手臂部协同施力，做肩关节顺时针或逆时针方向的小幅度的环转摇动（图 5-38）。

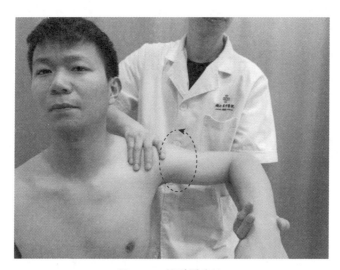

图 5-37　托肘摇肩法

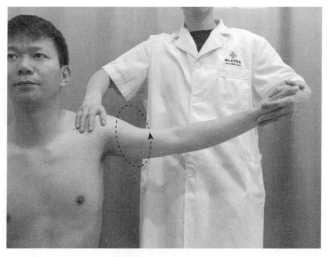

图 5-38　握手摇肩法

（3）大幅度摇肩法：受术者坐位，术者以丁字步站于其前外侧，两掌挟持住被施术者侧上肢的腕部，牵伸并抬高其上肢至其前外方约 45°时，将其上肢慢慢向上、向前抬起，位于下方的手逐渐翻掌，当上举至最高点时，施术者一手虎口向下握住其腕部，另一手随其上举之势以虎口部从腕部沿上轻抹至肩部。随即虎口转 180°，一手继续引导受术者手臂环转向下，同时，一手虎口继续轻抹上肢至腕部（图 5-39）。在大幅度摇转肩关节时，当肩关节向上、向后外方摇转时，前足进一小步，身体重心在前；当向下、向前外下方复原时，前足退步，身体重心后移。

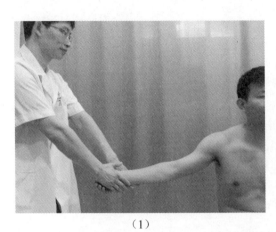

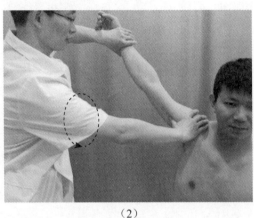

（1）　　　　　　　　　　　　　　　　　　（2）

图 5-39　大幅度摇肩法

3. 肘关节摇法　受术者坐位，屈肘约 45°。术者以一手托握住其肘后部，另一手握住其腕部，使肘关节做顺时针或逆时针方向环转摇动（图 5-40）。

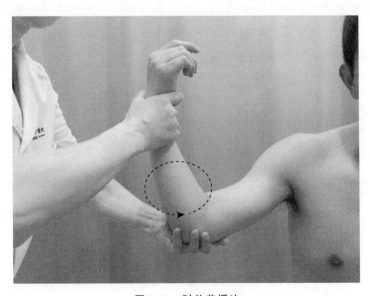

图 5-40　肘关节摇法

4. 腕关节摇法 受术者坐位，掌心朝下。术者一手握住患肢腕关节上端，另一手握住其手掌或手指，先做腕关节的拔伸，而后将腕关节顺时针和逆时针方向环转摇动。受术者掌心朝下，术者双手合握其手掌部，以两拇指扶按于腕背侧，余指端扣于大小鱼际部，两手臂协调用力，在稍牵引情况下做顺时针或逆时针方向的摇转运动（图5-41）。

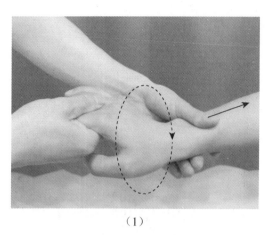 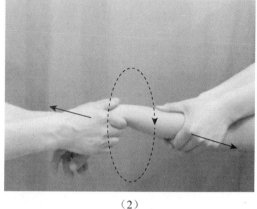

（1） （2）

图 5-41 腕关节摇法

5. 掌指关节摇法 以一手握住受术者一侧掌部，另一手以拇指和其余四指握捏住五指中的一指，在稍用力牵伸的情况下做该掌指关节的顺时针或逆时针方向的摇转运动。

6. 腰部摇法 包括仰卧位摇腰法、俯卧位摇腰法、站立位摇腰法和滚床摇腰法。

（1）仰卧位摇腰法：受术者仰卧位，两下肢并拢，屈髋屈膝。术者双手分按其两膝部或一手按膝，另一手按于足踝部，协调用力，做顺时针或逆时针方向的摇转运动（图5-42）。

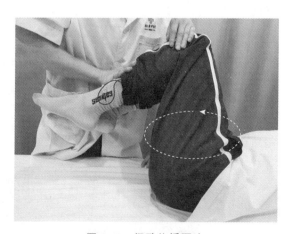

图 5-42 仰卧位摇腰法

（2）俯卧位摇腰法：受术者俯卧位，两下肢伸直。术者一手按压其腰部，另一手臂托抱住双下肢，做顺时针或逆时针方向的摇转（图5-43）。

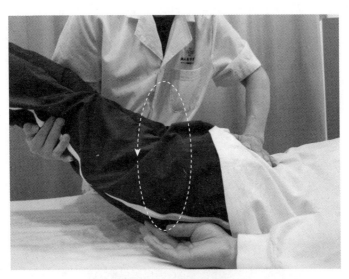

图 5-43 俯卧位摇腰法

（3）站立位摇腰法：受术者站立位，双手扶墙。术者半蹲于侧，以一手扶按于其腰部，另一手扶按于脐部，两手臂协调施力，使其腰部做顺时针或逆时针方向的摇转运动（图5-44）。

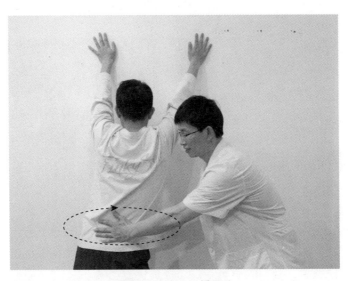

图 5-44 站立位摇腰法

（4）滚床摇腰法：受术者坐于诊察床上，术者立于其后方，助手扶按双膝以固定。以双手臂环抱胸部并两手锁定，按顺时针或逆时针方向缓慢摇转。

7. 髋关节摇法 受术者仰卧位，一侧屈髋屈膝。术者一手扶按其膝部，另一手握其足踝部或足跟部，将其髋、膝屈曲的角度均调整到 90°左右，然后两手协调用力，使髋关节做顺时针或逆时针方向的摇转运动（图 5-45）。

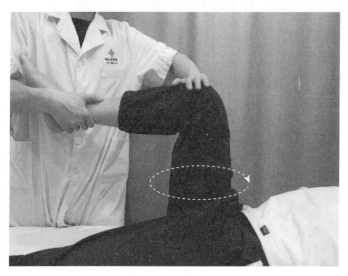

图 5-45　髋关节摇法

8. 膝关节摇法 受术者仰卧位，一侧下肢伸直放松，另一侧下肢屈髋屈膝。以一手托扶其屈曲侧下肢的腘窝部，另一手握其足踝部或足跟部，按顺时针或逆时针方向环转摇动（图 5-46）。

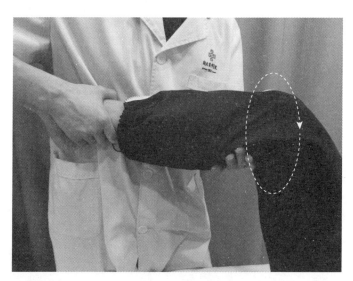

图 5-46　膝关节摇法

9. 踝关节摇法 受术者仰卧位,下肢自然伸直。术者坐于其足端,用一手握住受术者足跟,另一手握住其足背,在稍用力拔伸的情况下做顺时针或逆时针方向的环转摇动(图 5-47)。

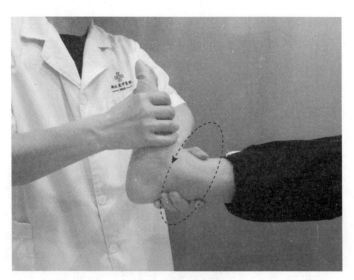

图 5-47 踝关节摇法

【动作要领】

(1)摇转的幅度要在人体生理活动范围内进行。应由小到大,逐渐增加。

(2)摇转时用力要平稳,速度宜慢,可随摇转次数的增加及受术者的逐渐适应稍微增快速度。

(3)摇动时施力要协调、稳定,除被摇的关节外,其他部位不应晃动。

【注意事项】

(1)不可逾越人体关节生理活动范围进行摇转。

(2)不可突然快速摇转。

(3)对于习惯性关节脱位者禁用摇法。

(4)对椎动脉型、交感型颈椎病以及颈部外伤、颈椎骨折等病证禁用摇法。

【适用部位】 全身各关节部。

【临床应用】 主要适用于各种软组织损伤性及运动功能障碍等疾病。

落枕、颈椎病、颈项部软组织损伤,可用颈项部摇法;肩关节周围炎、肩部软组织损伤,用肩关节摇法;对肩关节周围炎早期,不宜施用肩关节大摇法,应小幅度摇动,以受术者舒适为准;急性腰扭伤或腰肌劳损、腰椎间盘突出症的恢复期,可用腰部摇法。髋部伤筋,股骨头无菌性坏死等病证,可用髋关节摇法;膝、踝关节扭挫伤,骨折后遗症等,可用膝关节摇法和踝关节摇法。摇法常与扳法、拔伸法及拿法、擦法、点法、按法等配合应用于各关节部。

（二）扳法

使关节做被动的扳动，称为扳法。扳法应用于关节，多以"巧力寸劲"使关节产生伸展、屈曲或旋转等运动形式，且多数情况下为短暂的、快速的运动。

【操作】

1. 颈部扳法　包括颈部斜扳法、颈椎旋转定位扳法、寰枢关节旋转扳法。

（1）颈部斜扳法：受术者坐位，颈项部放松，头部微屈。术者站于其侧后方，以一手扶按受术者枕部，另一手扶托其下颏部。两手协同，先使受术者头向一侧旋转至有阻力感时，随即用"巧力寸劲"，做一突发性的有控制的快速扳动，常可听到"喀"的弹响声，之后可按同法向另一侧方向扳动，不可强求此声响（图5-48）。

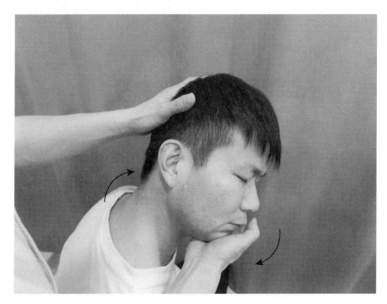

图 5-48　颈部斜扳法

（2）颈椎旋转定位扳法：受术者坐位，颈项部放松。术者站于其侧后方，以一手拇指顶按住病变颈椎棘突旁，另一手托住对侧下颏部，令受术者低头，屈颈至拇指下感到棘突活动、关节间隙张开时，即保持这一前屈幅度，再使其向患侧屈至最大限度，然后将其头部慢慢旋转，当旋转到有阻力时略为停顿一下，随即用"巧力寸劲"做一个有控制的增大幅度的快速扳动。此时常可听到"喀"的弹响声，同时拇指下亦有棘突弹跳感（图5-49）。

（3）寰枢关节旋转扳法：受术者坐位，颈微屈。术者站于其侧后方，以一手拇指顶按住第二颈椎棘突，另一手以肘弯部托住其下颏部。肘臂部协调用力，缓慢地将颈椎向上拔伸。在拔伸的基础上同时使颈椎向患侧旋转，当旋转到有阻力的位置时，随即用"巧力寸劲"，做一突然的、稍大幅度的快速扳动，而顶住棘突的拇指亦同时施力进行拨动。此时常可听到关节弹响声，拇指下亦有棘突跳动感，表明手法复位成功（图 5-50）。

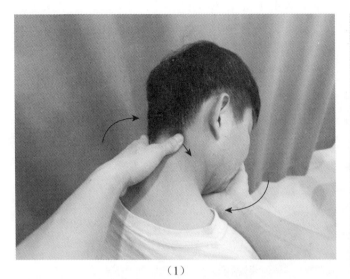
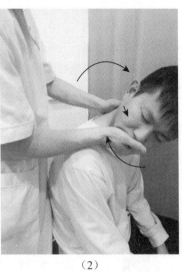

（1） （2）

图 5-49 颈椎旋转定位扳法

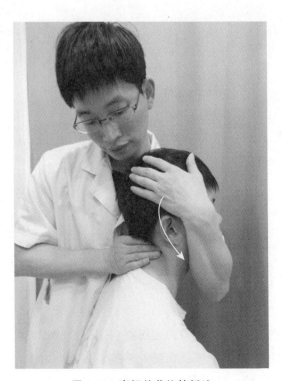

图 5-50 寰枢关节旋转扳法

2. 胸背部扳法 包括扩胸牵引扳法、胸椎对抗复位扳法、扳肩式胸椎扳法和仰卧压肘胸椎整复法。其中扩胸牵引扳法和胸椎对抗复位法较常用。

（1）扩胸牵引扳法：受术者坐位，两手十指交叉扣住并抱于枕后部。术者站于其后方，以一侧膝关节抵住其背部病变处，两手分别握扶住受术者两肘部。先嘱受术者做前俯后仰运动，并配合深呼吸。即前俯时呼气，后仰时吸气。如此活动数遍后，待受术者身体后仰至最大限度时，术者随即用"巧力寸劲"将其两肘部向后方突然拉动，与此同时术者膝部向前顶抵，常可听到"喀"的弹响声，不可强求此声响（图5-51）。

（2）胸椎对抗复位法：受术者坐位，两手交叉扣住并抱于枕后部。术者站其后方，两手臂自其两腋下伸入，并握住其两前臂下段，一侧膝部顶压住病变胸椎处。然后握住前臂的两手用力下压，而两前臂则用力上抬，将其脊柱向上向后牵引，而顶压住患椎的膝部也同时向前向下用力，与前臂的上抬形成对抗牵引。持续牵引片刻后，两手、两臂与膝部协同用力，以"巧力寸劲"做一突发性的、有控制的快速扳动，常可听到"喀喀"的弹响声，不可强求此声响（图5-52）。

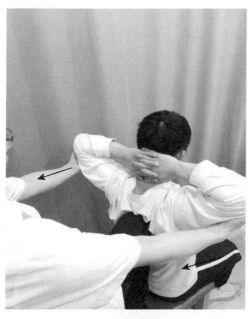

图 5-51 扩胸牵引扳法

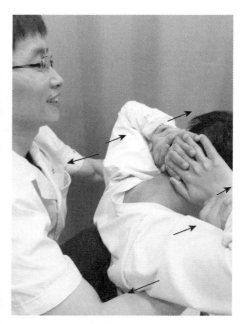

图 5-52 胸椎对抗复位法

（3）扳肩式胸椎扳法：受术者俯卧位，全身放松。术者站于其健侧，以一手拉住对侧肩前上部，另一手以掌根部着力，按压在病变胸椎的棘突旁。拉肩一手将其肩部拉向后上方，同时按压胸椎一手将其病变处胸椎缓缓推向健侧，当遇到阻力时，略停片刻，随即以"巧力寸劲"，做一快速的、有控制的扳动，常可听到"喀"的弹响声，不可强求此声响（图5-53）。

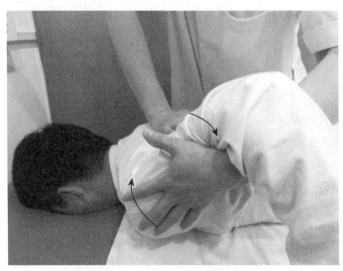

图 5-53 扳肩式胸椎扳法

3. 腰部扳法 包括腰部斜扳法、直腰旋转扳法和腰部后伸扳法，均为临床常用手法。

（1）腰部斜扳法：受术者侧卧位。患侧下肢在上，屈髋屈膝；健侧下肢在下，自然伸直。术者以一肘或手抵住其肩前部，另一肘或手抵于臀部。两肘或两手协调施力，先做活动。即按于肩部的肘或手同按于臀部的另一肘或手同时施用较小的力使肩部向前下方、臀部向后下方按压，压后即松，使腰部形成连续的小幅度扭转而放松。待腰部完全放松后，再使腰部扭转至有明显阻力时，略停片刻，然后施以"巧力寸劲"，做一个突然的、增大幅度的快速扳动，常可听到"喀喀"的弹响声，不可强求此声响（图 5-54）。

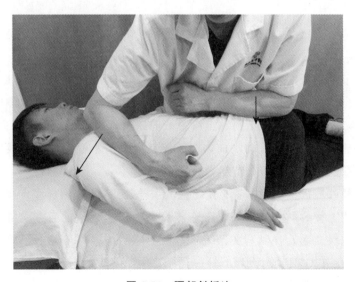

图 5-54 腰部斜扳法

（2）直腰旋转扳法：受术者坐位，两下肢分开，与肩同宽，腰部放松。以向右侧旋转扳动为例。术者以两下肢夹住受术者的左小腿部及股部以固定。左手抵住其左肩后部，右臂从其右腋下伸入并以右手抵住肩前部。然后两手协调施力，以左手前推其左肩后部，右手向后拉其右肩，且右臂部同时施以上提之力，如此则使其腰部向右旋转，至有阻力时，以"巧力寸劲"，做一突然的、增大幅度的快速扳动，常可听到"喀"的弹响声，不可强求此声响（图5-55）。

（3）腰部后伸扳法：受术者俯卧位，两下肢并拢。术者一手按压于腰部，另一手臂托抱住其两下肢膝关节上方并缓缓上抬，使其腰部后伸。当后伸至最大限度时。两手协调施力，以"巧力寸劲"，做一增大幅度的下按腰部与上抬下肢的相反方向的用力扳动（图5-56）。

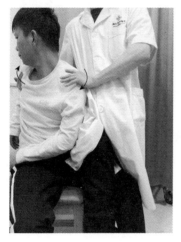
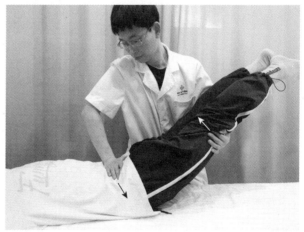

图 5-55　直腰旋转扳法　　　　　　　图 5-56　腰部后伸扳法

4. 肩关节扳法　　包括肩关节前屈扳法、外展扳法、内收扳法、旋内扳法和上举扳法。

（1）肩关节前屈扳法：受术者坐位，患侧肩关节前屈30°～50°，术者半蹲于患肩前外侧。以两手自前后方向将其患肩锁紧、扣住，患侧上臂置于术者内侧的前臂上。手臂部协调施力，将其患臂缓缓上抬，至肩关节前屈至有阻力时，以"巧力寸劲"，做一增大幅度的快速扳动。在做扳动之前，亦可使其肩关节小幅度地前屈数次或进行小范围的环转摇动数次，以使其肩关节尽量放松。

（2）肩关节外展扳法：受术者坐位，患侧手臂外展45°左右。术者半蹲于其患肩的外侧。将其患侧上臂的肘关节上部置于一侧肩上，以两手从前后方向将患肩扣住、锁紧。然后术者缓缓立起，使其肩关节外展，至有阻力时，略停片刻，然后双手与身体及肩部协同施力。以"巧力寸劲"，做一肩关节外展位增大幅度的快速扳动，如粘连得到分解，可听到"嘶嘶"声或"格格"声，不可强求此声响（图5-57）。

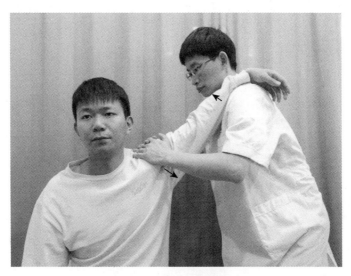

图 5-57 肩关节外展扳法

（3）肩关节内收扳法：受术者坐位，患侧上肢屈肘置于胸前，手搭扶于对侧肩部。术者立于其身体后侧。以一手扶按于患侧肩部以固定，另一手托握于其肘部并缓慢向对侧胸前上托，至有阻力时，以"巧力寸劲"做一增大幅度的快速扳动（图 5-58）。

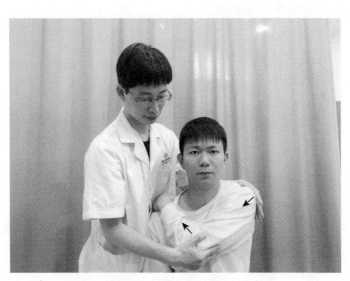

图 5-58 肩关节内收扳法法

（4）肩关节旋内扳法：受术者坐位，患侧上肢的手与前臂置于腰部后侧。术者立于其患侧的侧后方。以一手扶按其患侧肩部以固定，另一手握住其腕部将患肢小臂沿其腰背部缓缓上抬，以使其肩关节逐渐内旋，至有阻力时，以"巧力寸劲"，做一较快速的、有控制的上抬其小臂动作，以使其肩关节旋转至极限。如有粘连分解时，可听到"嘶嘶"声，不可强求此声响（图 5-59）。

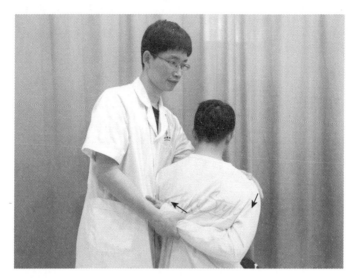

图 5-59 肩关节旋内扳法

（5）肩关节上举扳法：受术者坐位，两臂自然下垂。术者立于其身体侧方。以一手托握住患肩侧上臂下段，并自前屈位或外展位缓缓向上抬起，至 120°~140°时，以另一手握住其前臂近腕关节处。两手协调施力，向上逐渐拔伸牵引，至有阻力时，以"巧力寸劲"，做一较快速的、有控制的向上拉扳（图 5-60）。

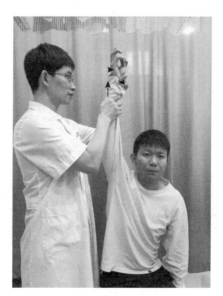

图 5-60 肩关节上举扳法

5. 肘关节扳法 受术者仰卧位，患侧上臂平放于床面。术者以一手托握其肘关节上部，另一手握住前臂远端，先使肘关节做缓慢的屈伸运动。然后视其肘关节功能障碍的具体情况来决定扳法的使用。如为肘关节屈曲功能受限，则在其屈伸活动后，将肘关节置于屈曲位，缓慢施加压力，使其进一步向功能位靠近。当遇到明显阻力时，以握前臂一手施加一个持续的使肘关节屈曲的压力，达到一定时间后，两手协调用力，以"巧力寸劲"，做一小幅度的、快速的加压扳动（图5-61）。如为肘关节伸直受限，则以反方向施法，道理亦然。

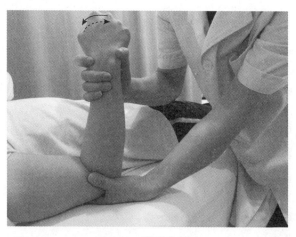

图 5-61　肘关节扳法

6. 直腿抬高扳法　受术者仰卧位，双下肢伸直、放松。术者立于其患侧。将其患侧下肢缓缓抬起，小腿部置于术者近患肢侧的肩上，两手扶按其膝关节上下部，以避免扛扳过程中膝关节屈曲。肩部与两手协调用力，将患肢慢慢抬起，使其膝关节在伸直位的状态下屈髋，当遇到阻力时，略停片刻，然后以"巧力寸劲"，做一稍增大幅度的快速扳动。为加强腰部神经根的牵拉幅度，可在其下肢上抬到最大阻力位时，以一手握住足掌前部，突然向下扳拉，使其踝关节尽量背伸（见图5-62），可重复扳拉3～5次。对于患侧下肢直腿抬高受限较轻者，可以一手下拉足前掌，使其踝关节持续背伸，另一手扶按膝部以保证患侧下肢伸直，然后进行增大幅度的上抬、扛扳，可重复操作3～5次。

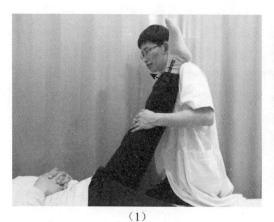
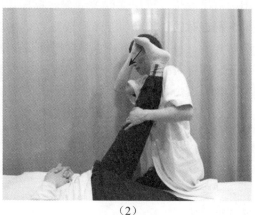

（1）　　　　　　　　　　　　　　　　（2）

图 5-62　直腿抬高扳法

【动作要领】

（1）颈椎旋转定位扳法的节段定位性较斜扳法好，调整颈椎至弹性限制位和双手协调用力是手法操作的要点。

（2）操作时要分阶段进行。扳法操作第一步是使关节放松，可使关节做小范围的活动或结合摇法而使关节逐渐放松、松弛；第二步是将关节极度地伸展或屈曲、旋转，在保持这一位置的基础上，再实施第三步的扳法。

（3）扳法所施之力须为"巧力寸劲"。所谓"巧力"即指手法的技巧力，是与蛮力、拙力相对而言，须经长期的练习和临床实践才能获得；所谓"寸劲"指短促之力。即所施之力比较快速，能够充分地控制扳动幅度，作用快，消失也快。

（4）扳动发力的时机要准，用力要适当。如发力过早，关节还有松弛的运动余地，则未尽其法；如发力过迟，关节在极度伸展或屈曲、旋转的状态下停留时间过长，易使松弛的关节变得紧张，而不易操作。用力过小，则达不到治疗效果，用力过大，则易导致不良反应。

【注意事项】

（1）不可逾越关节运动的生理范围，否则易伤及脊髓、马尾及神经根组织，颈、胸部扳法操作尤其要注意。

（2）不可粗暴用力和使用蛮力，不可强求关节弹响。

（3）操作扳法时，要稳妥缓和，待受术关节的活动范围达到某一运动轴方向的病理位置或功能位后有一定阻力时，再发力扳动该关节。

（4）诊断不明确的脊柱外伤及带有脊髓症状体征者禁用扳法。

（5）老年人伴有较严重的骨质增生、骨质疏松者慎用扳法，对于骨关节结核、骨肿瘤者禁用扳法。

【适用部位】　颈椎、胸椎及腰骶椎。

【临床应用】　扳法主要用于颈椎病、落枕、寰枢关节半脱位、肩周炎、腰椎间盘突出症、脊椎小关节紊乱等病证。

颈椎病、落枕，可用颈部斜扳法；颈椎后关节错位，可用颈椎旋转定位扳法；寰枢关节半脱位，可用寰枢关节旋转扳法，宜谨慎操作；肩周炎，宜用肩关节扳法；肩周炎粘连时间较长，功能障碍较重者，在施用扳法分解粘连时，一般情况下宜从小量分解开始，每次少分解一点，循序渐进；对于胸椎或腰椎关节紊乱，可使用扩胸牵引扳法、胸椎对抗复位法、扳肩式胸椎扳法、仰卧位压肘胸椎整复法和腰部斜扳法；腰椎间盘突出症，宜用腰部斜扳法、后伸扳法及直腿抬高扳法。对腰椎间盘突出症突出物较大，椎管内硬膜囊受压较重者则忌用后伸扳法；扳法常与摇法、拔伸法、**㨰法**、拿法、按法、点法、按揉法等方法配合应用于各关节部。

（三）拔伸法

固定关节或肢体的一端，牵拉另一端，应用对抗的力量使关节或肢体得到伸展，称为拔伸法。

【操作】

1. 颈椎拔伸法　包括掌托拔伸法、肘托拔伸法和仰卧位拔伸法三种。

（1）掌托拔伸法：受术者坐位，术者站于其后。以双手拇指端和螺纹面分别顶按住其两侧枕骨下方风池穴处，两掌分置于两侧下颌部以托挟助力。然后掌指及臂部同时协调用力，拇指上顶，双掌上托。缓慢地向上拔伸 1～2 min，以使颈椎在较短时间内得到持续牵引（图 5-63）。

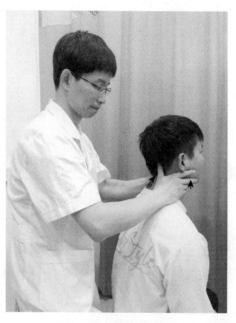

图 5-63　掌托拔伸法

（2）肘托拔伸法：受术者坐位，术者站于其后方。以一手扶于其枕后部以固定助力，另一侧上肢的肘弯部托住其下颌部，手掌则扶住对侧颜面以加强固定。托住其下颌部的肘臂与扶枕后部一手协调用力，向上缓慢地拔伸 1～2 min，以使颈椎在较短的时间内得到持续的牵引。

（3）仰卧位拔伸法：受术者仰卧位，术者置方凳坐于其头端。以一手托扶其枕后部，另一手扶托下颌部。双手臂协调施力，向其头端缓慢拔伸，拔伸时间可根据病情需要而定，使颈椎得到持续的水平位牵引。

2. 肩关节拔伸法　包括上举拔伸法、对抗拔伸法。

（1）肩关节上举拔伸法：受术者坐位，两臂自然下垂。术者立于其身体后方。以一手托握患肩侧上臂下段，并自前屈位或外展位将其手臂缓缓抬起，至 120°～140°时，以另一手握住其前臂近腕关节处，同时握上臂一手上移其下。两手协调施力，向上缓慢地拔伸，至阻力位时，以钝力持续进行牵引。肩关节上举拔伸法还可于侧卧位时操作，参见"肩关节上举扳法"在卧位情况下的操作术式。

（2）肩关节对抗拔伸法：受术者坐位。术者立于其患侧。以两手分别握住其腕部和肘部，于肩关节外展位逐渐用力牵拉。同时嘱受术者身体向另一侧倾斜，或有助手协助固定其身体上半部，与牵拉之力相对抗（图5-64）。

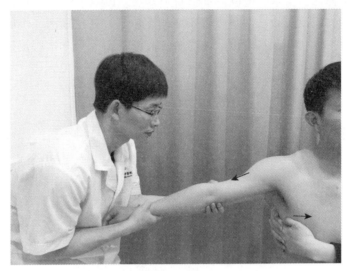

图 5-64　肩关节对抗拔伸法

3. 腕关节拔伸法　受术者坐位，术者立于其体侧。一手握住其前臂下端，另一手握住其手掌部。双手同时相反方向用力，缓慢地进行。腕关节拔伸法还可以双手握住受术者的掌指部，嘱其身体向另一侧倾斜或以助手固定其身体上部，进行持续拔伸牵引（图5-65）。

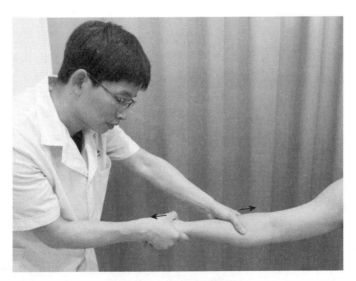

图 5-65　腕关节拔伸法

4. 指间关节拔伸法　以一手握住受术者腕部，另一手捏住患指末节，两手同时施力，做相反方向拔伸（图5-66）。

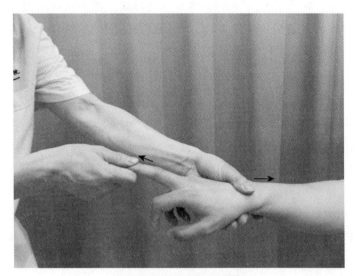

图 5-66 指间关节拔伸法

5. 踝关节拔伸法 受术者仰卧位。术者以一手握住其患肢侧的小腿下段，另一手握住其足掌前部。两手协同施力，向相反方向牵拉拔伸。在牵拉拔伸过程中，可配合进行踝关节的屈伸活动。

【动作要领】

（1）拔伸动作要稳而缓，用力要均匀而持续。

（2）在拔伸的开始阶段，用力要由小到大，逐渐增加。拔伸到一定程度后，则需要一个稳定的持续牵引力。

（3）要掌握好拔伸操作术式，根据病情轻重缓急的不同和施术部位的不同，控制好拔伸的力量和方向。

【注意事项】

（1）拔伸动作要稳而缓，用力要均匀而持续。

（2）在拔伸的开始阶段，用力要由小到大，逐渐增加，拔伸到一定程度后，则需要一个稳定的持续牵引力。

（3）要掌握好拔伸操作，需根据受术者的病情轻重缓急及施术部位的不同，控制好拔伸力量和方向。

【适用部位】 全身各关节部。

【临床应用】 拔伸法于骨科临床主要用于骨折和关节脱位，而推拿临床则常用于软伤性疾患和关节脱位。

颈椎病，宜用颈椎拔伸法。操作时注意不可使受术者的头部后仰及按压颈部两侧动脉窦。肩关节周围炎，可用肩关节上举拔伸法、肩关节对抗拔伸法。肩关节脱位，可用肩关节手牵足蹬拔伸法。腕关节扭伤、腕骨错位等可用腕关节拔伸法。腰椎间盘突出症、腰椎后关节紊乱、急性腰扭伤等症，可用腰部拔伸法。骶髂关节半脱位，宜用骶髂关节拔伸法。踝关节扭伤，宜用踝关节拔伸法。拔伸法具有分解粘连，整复错位，舒筋通络和滑利关节的作用，常与扳法、拿法、**㨰**法、按揉法等于各关节部配合应用。

七、复合手法

（一）按揉法

按揉法是由按法与揉法复合而成，包括拇指按揉法和掌按揉法两种。

【操作】

1. 拇指按揉法　分为单拇指按揉法和双拇指按揉法两种。

（1）单拇指按揉法：以拇指螺纹面置于施术部位，余四指置于其对侧或相应的位置上以助力。拇指主动施力，进行节律性按压揉动（图5-67）。单拇指按揉法在四肢及颈项部操作时，拇指按揉法的力点是在拇指侧，余四指仅起到助力、助动的作用。

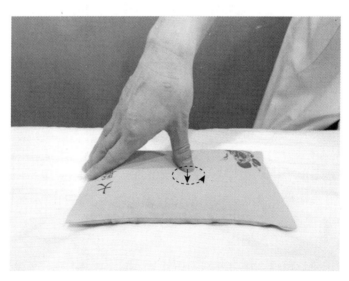

图 5-67　单拇指按揉法

（2）双拇指按揉法：以双手拇指螺纹面并列或重叠置于施术部位，余指置于对侧或相应的位置以助单拇指按揉发力，腕关节屈曲约60°。双拇指和前臂主动用力，进行节律性按压揉动（图5-68）。双拇指按揉法在操作时，与双手拿法外形相似，其区别在于前者的施力重点在双手拇指，而后者是双拇指与余指均等用力。

2. 掌按揉法　掌按揉法可分为单掌按揉法和双掌按揉法两种。

（1）单掌按揉法：以掌根部置于施术部位，余指自然伸直，前臂与上臂主动用力，进行节律性按压揉动（图5-69）。

（2）双掌按揉法：双掌并列或重叠，置于施术部位。以掌中部或掌根部着力，以肩关节为支点，身体上半部小幅度节律性前倾后移，于前倾时将身体上半部的重量经

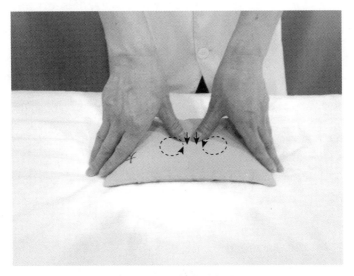

图 5-68　双拇指按揉法

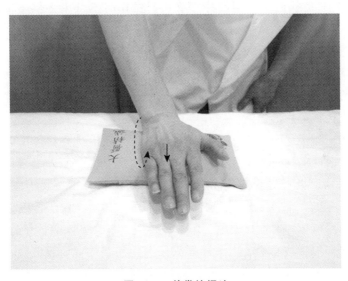

图 5-69　单掌按揉法

肩关节、上臂与前臂传至手部，从而产生节律性按压揉动（图 5-70）。

【动作要领】

1. 指按揉法需悬腕　当悬腕角度达 $60°$ 左右，前臂与拇指易于发力，同时腕关节容易做出一个小的旋动，余指也易于助力。

2. 单掌按揉法以肘和肩为支点　单掌按揉法发力部位主要在前臂和上臂，所以应以肘关节和肩关节为支点。操作时压力过大则手法易僵，应以柔和为主。

3. 双掌按揉法宜巧用身体上半部重量　双掌按揉法是以肩关节为支点，将身体上半部的重量依节律性的前倾后移，通过上臂、前臂传到手部，忌手臂部单独用力。

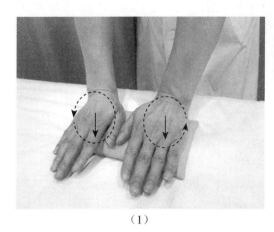
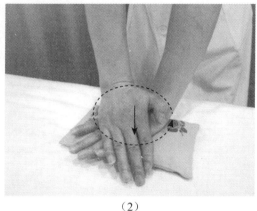

（1）　　　　　　　　　　　　（2）

图 5-70　双掌按揉法

4. 按中含揉、揉中寓按　按揉法宜按揉并重，将按法和揉法有机结合，做到按中含揉，揉中寓按，刚柔并济，缠绵不绝。

【注意事项】　按揉法属于刚柔并济手法，操作时不可失之偏颇，即既不可偏重按，又不可偏重揉；注意按揉法的节奏性，快慢适中。

【适用部位】　单拇指按揉法适于全身各部经络腧穴，尤以颈项部、头面部、上肢部常用；其他揉法适用于颈项部、背部、腰部、臀部和下肢部。

【临床应用】　按揉法主要用于颈椎病、肩周炎、头痛、腰背筋膜劳损、腰肌劳损、腰椎间盘突出症等病证。

颈椎病，用拇指按揉颈项部三条线路。即从哑门穴沿颈脊柱正中向下至大椎穴为第一条线路，其余两条线路为从颈部两侧的风池穴直下沿颈肌外缘至颈根部，可配合颈项部拿法、捏法、扳法等手法使用；肩周炎，用拇指分别按揉天宗、肩贞、肩井、肩髃、曲池、手三里、合谷等穴，可配合肩部拿法、揉法、㨰法、拔伸法、扳法等手法使用；头痛，用拇指分别按揉太阳、印堂、睛明、百会、风池、肝俞、脾俞、胃俞、太冲等穴，可配合拇指按百会、大鱼际揉太阳等使用；腰背筋膜劳损、腰肌劳损、腰椎间盘突出症，可根据症状轻重，分别沿脊柱两侧按揉背部或腰部，有下肢疼痛者，按揉下肢后侧，可配合背腰部及下肢后侧掌按法、点法、扳法等手法应用。

（二）拿揉法

拿揉法由揉法和拿法复合组成，可单手拿揉，亦可双手操作。

【操作】　拇指自然外展，其余四指并拢，以拇指与其余四指指腹部或螺纹面对拿于施术部位。指、掌与前臂部主动运动，带动腕关节做轻度旋转运动，使拇指与其余四指对合施力，拿中含揉，揉中含拿，从而产生节律性的揉拿动作（图 5-71）。在揉拿动作中，揉以拇指为主，余四指为辅，而拿则以拇指为辅，余四指为主。

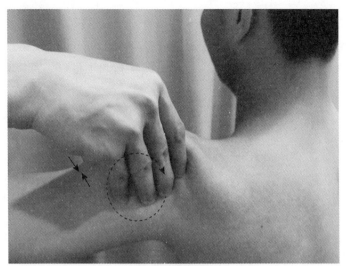

图 5-71 拿揉法

【动作要领】

（1）要以拇指与其余四指指腹或螺纹面为着力面，不可用指端着力。

（2）指掌部为揉拿法的主要发力部位，所以腕关节为揉拿法的第一支点，前臂宜轻度发力，故肘关节为第二支点。前臂部所以要成为一个次要发力部位，目的是要使腕关节产生一个旋动，只有腕关节产生了旋动，拇指与其余四指才会产生协调的揉拿复合动作。

【注意事项】

（1）注意手法操作的准确性，要与拿法、按揉法区分开来。

（2）用力要适中，避免过度轻柔和使用拙力。

【适用部位】 四肢部、颈项部、肩背部及胸部。

【临床应用】 揉拿法主要用于治疗颈椎病、落枕、运动性疲劳及胸闷、胸痛等病证。

颈椎病，宜揉拿两侧颈肌及患侧上肢部，其中在揉拿患侧上肢的肱二头肌和肱三头肌时，要以手指的螺纹面着力。可配合颈项部按揉法、拿颈项法、颈项部拔伸牵引及扳法等手法使用。落枕，用揉拿法揉拿胸锁乳突肌和斜方肌。对运动性疲劳所造成的四肢酸痛，用揉拿法自四肢的近端向远端操作，常与四肢部拿法、抖法等配合使用。对于胸闷、胸痛，应自胸大肌走行方向由内而外反复揉拿胸肌，常与胸部按法、摩胸法等配合使用。

（三）弹拨法

弹拨法是指在拨动的基础上，施以弹动之力，拨而弹之，弹而拨之。

【操作】

1. 指弹拨法　术者拇指指腹或指端先按压于受术部位，按压程度依病变组织而定，一般要深按至所需治疗的肌肉、肌腱或韧带组织，待受术者出现酸胀、疼痛等感觉后，再做与受术部位垂直方向的往返拨动。若单手拇指指力不足时，可以双手拇指重叠进行弹拨（图 5-72）。

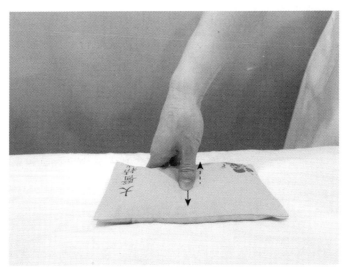

图 5-72　指弹拨法法

2. 肘弹拨法　术者肘关节尺骨鹰嘴深按于受术部位，再做与受术部位垂直方向的往返拨动（图 5-73）。

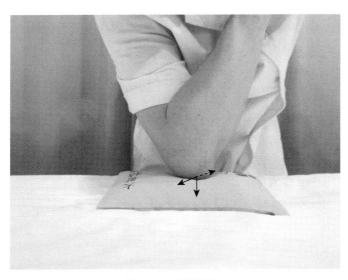

图 5-73　肘弹拨法

【动作要领】

（1）拨动时速度宜快，以受术者能耐受为度。

（2）本法对深部组织刺激较强，所以在使用本法后受术部位应加以轻快的揉、搓、拍等手法，以缓解弹拨后可能出现的疼痛感。

【注意事项】

弹拨法在弹拨时指端和施术部位的皮肤有快速的擦动，应注意不要因多次而反复的弹拨而擦破皮肤。此外，骨折的愈合期，急性软组织损伤者禁用。

【适用部位】　多用于肌间隙、肌肉韧带的起止点处或结节状物、条索状物等阳性反应物。

【临床应用】　用于治疗颈椎病、肩周炎、腰背筋膜劳损等病证。

颈椎病，自上而下反复弹拨项韧带和两侧颈肌，可与颈项部按揉法、拿法等手法配合使用；肩周炎，弹拨三角肌与肱三头肌间隙处，可与肩部拿法、按揉法等配合应用。

附　同源点按摩疗法

同源点按摩疗法是湖北中医药大学彭锐教授在养元通络理论指导下，应用捏、推、揉、弹拨、按等按摩手法刺激疾病相关经络、同源点，达到固本养元、疏通经络作用的治疗方法。当身体一旦发生病变，在人体经络系统特定的部位就会发生相应的病理变化，随着病程的延续，这种病理变化会更明显，逐渐出现压痛、条索、结节等异常反应点。由于这些反应点都因同一种疾病而产生，具有同源性。因此，彭锐教授把源于同一疾病的经络异常反应点称为疾病同源点。夹脊穴位于脊柱两旁，临近背俞穴，具有调节各脏腑功能的作用，称之为中枢同源点；疾病相关经络上的异常反应点称为外周同源点，具有疏通经络的作用。本疗法通过刺激中枢同源点和外周同源点，既能调节病变脏腑功能、养元固本，又能疏通疾病相关经络、促进气血运行，达到养元通络的治疗目的。

同源点按摩疗法诊疗流程由经络诊查、同源点探查和按摩治疗三部分构成。

1. 经络诊查

（1）脏腑辨证。脏腑、经络为不可分割的有机整体，通过脏腑辨证确定病变脏腑，根据"经脉脏腑相关"理论，病变脏腑的同名经络即为疾病相关经络，如肺有疾，可推断为肺经病变。

（2）全息诊断。通过面诊、耳诊等生物全息诊疗学也可以确定疾病相关的脏腑，结合"经脉脏腑相关"理论，确定疾病相关经络。

（3）经络辨证。十二经脉在人体的分布既有明确的部位所在，又有一定的规律可循，而经络辨证是确定疾病相关经络最常用的诊断依据。根据疾病症候、病位、发病时间，用经络诊查、原穴、背俞穴、夹脊穴诊查等方法进行经络诊查。

以上几种诊断方式可互参，提高经络诊断的准确性。

2. 同源点探查 疾病相关经络确定后，就可在病变经络探查疾病同源点。同源点探查注重立体定位诊断，不仅要确定同源点在疾病相关经络循行上的具体位置，还要明确同源点在该位置的具体层次是位于皮下、肌肉还是筋骨层，只有在相应层次点治疗才能取得理想的疗效。

3. 治疗

（1）养元治疗。患者俯卧，首先常规按摩手法放松腰背部肌肉，然后以拇指指腹沿脊柱正中（督脉）及双侧脊旁（夹脊）由上往下连续点揉，在中枢同源点节段稍作停留、重点点揉，如局部有结节、条索，可在患处使用弹拨、推按手法，以患者能耐受为度。

（2）通络治疗。养元治疗结束后，一般按照先头面、后四肢，先阳经、后阴经的顺序进行通络治疗。根据同源点的层次选用相应的手法以同源点为重点循经治疗：浅层皮部同源点可用提捏法、指推法治疗；中层筋肉部同源点可用指揉、点按、弹拨法治疗；深层骨膜处同源点可用指揉、点按法治疗。肌肉起止点处是筋伤疾病同源点的好发部位，需重点治疗，治疗结束后，以拍法、抹法收尾。

4. 注意事项

（1）本疗法注重经络诊查，要求操作者能参照经络的循行分布、生理特点、病理特征、所属脏腑，对患者进行经络辨识。

（2）操作过程中要全神贯注，仔细体会手下感觉，手法操作均匀持久、缓慢柔和。

第三节　小儿推拿手法

小儿推拿是在明清时期形成独特体系的一门临床医学，又称小儿按摩，是推拿疗法中一个重要的组成部分。小儿推拿是根据小儿的生理病理特点，研究在其体表特定穴位或部位施以手法，以防治疾病的一种外治法。本疗法适用于0～12岁的小儿，但以3岁以内小儿推拿效果较好，3个月以内的婴儿效果更好。

一、小儿推拿概述

（一）小儿生理、病理特点

1. 生理特点 脏腑娇嫩，形气未充，生机蓬勃，发育迅速。

2. 病理特点 发病容易，传变迅速，脏气清灵，易趋康复。

（二）小儿推拿特点

1. 手法基本特点 轻快、柔和、平稳、着实、深透。

2. 手法的操作特点 小儿推拿特别强调手法的治疗量及补泻。故小儿推拿非常重视手法的次数（时间）、疗程、强度（轻重）、频率（速度）及方向等因素。一般讲，推拿的时间、疗程及强度可体现治疗量，而强度、频率及方向体现补泻。

3. 手法的治疗特点 由于小儿病生理特点决定了小儿易外感时邪、内伤饮食及病易化热，故临床上常以解表、清热和消导等手法居多。

（三）操作手法要求

（1）操作顺序多为头面部、上肢部、胸腹部、腰背部、下肢。

（2）先运用轻柔手法（如揉、摩、运、推），后运用重刺激手法（掐、拿、捏等）。

（3）选用上肢部穴位治疗时，只在一侧操作即可，多取左上肢；手部穴位、胸腹、腰背、下肢穴位宜对称操作。

二、小儿常见基本推拿手法

小儿常见基本推拿手法中的揉法、摩法、按法、拿法与成人推拿操作手法相似，只是较成人手法更加轻快、柔和。此节重点介绍与成人推拿不同的手法。

（一）推法

以拇指或食指、中指的螺纹面着力，附着在患儿体表一定的穴位或部位上，作单方向或环旋推动的手法，称为推法。临床上根据操作方向的不同，分为直推法、旋推法、分推法、合推法。

【操作】

1. 直推法 小儿被操作的部位或穴位向上，操作者拇指自然伸直，以拇指螺纹面或其桡侧缘着力，或食指、中指伸直，以其螺纹面着力，用腕部发力，带动着力部分作单方向的直线推动。频率每分钟 250 次左右（图 5-74）。

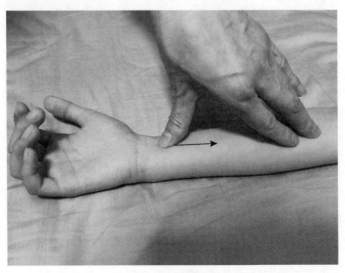

图 5-74 直推法

2. 旋推法 以拇指螺纹面着力于穴位上，拇指主动运动，带动着力部分作顺时针方向的环旋移动，频率每分钟160～200次（图5-75）。

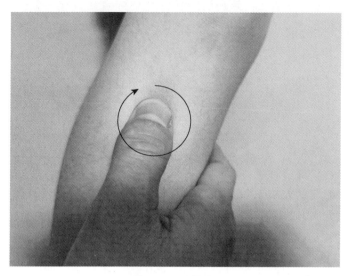

图5-75 旋推法

3. 分推法 以双手拇指螺纹面或其桡侧缘，或用双掌着力，稍用力附着在患儿所需治疗的穴位或部位上，用腕部或前臂发力，带动着力部分自穴位或部位的中间向两旁作"←·→"直线推动。一般可连续分推20～50次（图5-76）。

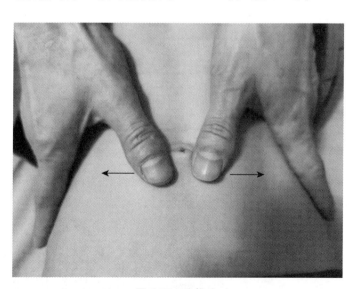

图5-76 分推法

4. 合推法 以双手拇指螺纹面或双掌着力，稍用力附着在患儿所需治疗的穴位或部位的两旁，用肘臂发力，使着力部分自两旁向中间作相对方向的直线或弧线推动。

【动作要领】

1. 直推法 用拇指着力作直推法时，主要依靠腕部带动拇指作主动的内收和外展活动；用食指、中指着力作直推法时，主要依靠腕部带动肘部做适当的屈伸活动。操作时，动作要轻快连续，以推后皮肤不发红为佳。操作时必须直线进行，不可歪斜。

2. 旋推法 操作者肩、肘、腕、掌指关节均要放松，旋是回旋，推有移位，旋推法为表面有摩擦，同时带动深层组织做回旋运动。

3. 分推法 操作时主要依靠肘关节的屈伸活动带动指、掌着力部分作横向直线分推。依靠腕部和拇指掌指关节的内收、外展活动带动拇指着力部分作弧线分推。双手用力要均匀，动作要柔和而协调，节奏要轻快而平稳。

4. 合推法 其动作和要求与分推法基本相同，但推动方向相反，主要是作直线合推，不作弧线合推，动作幅度较小，不要使皮肤向中间起皱。

【功效及主治】 补虚泻实、健脾和胃、调整脏腑、消积导滞、行痰散结。可治疗外感发热、咳嗽、腹泻、厌食等病证。

【注意事项】

（1）一般需要辅以介质，随蘸随推，不可推破皮肤。

（2）离心推为泻，向心推为补，来回推为平补平泻。操作者可根据小儿病情、部位和穴位的需要，注意掌握手法的方向、轻重、快慢，以求手法的补泻作用，达到预期的疗效。

【适用部位】 直推法适用于小儿特定穴中的线状穴位和五经穴，多用于头面部、四肢部、脊柱部；旋推法主要用于手部五经穴及面状穴位；分推法适用于头面部、胸腹部、腕掌部及肩胛部等；合推法适用于头面部、胸腹部、腕掌部。

（二）捏脊法

以双手的拇指与食指、中指两指或拇指与其余四指的指面作对称性着力，夹持住患儿的肌肤或肢体，相对用力挤压并一紧一松循序移动者，称为捏法。小儿推拿主要用于脊柱，故又称捏脊法。

【操作】

（1）患儿俯卧，被捏部位裸露，操作者双手呈半握拳状，拳心向下，拳眼相对，用两拇指指面的前1/3处或指面的桡侧缘着力，吸定并顶住患儿龟尾穴旁的肌肤，食指、中指的指面前按，拇指、食指、中指三指同时用力将该处的皮肤夹持住并稍提起，然后双手交替用力，自下而上，一紧一松地挤压，向上移动至大椎穴处［图 5-77（1）］。

（2）患儿俯卧位，被捏部位裸露，操作者双手呈半握拳状，拳心相对，拳眼向前，食指半屈曲，用其中节的桡侧缘及背侧着力，吸定并顶住患儿龟尾穴处的肌肤，拇指端前按，拇指、食指同时用力将该处的皮肤夹持住并稍提起，然后双手交替用力，自下而上，一紧一松地挤压，向前移动至大椎穴处［图 5-77（2）］。

 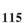

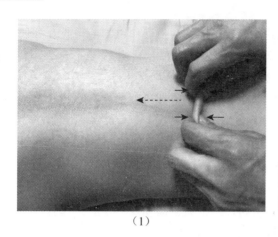
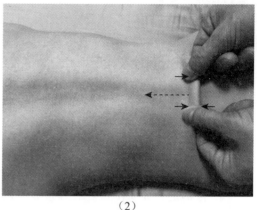

（1）　　　　　　　　　（2）

图 5-77　捏脊法

【动作要领】

（1）肩、肘关节要放松，腕指关节的活动要灵活、协调。

（2）操作时既要有节律性，又要有连贯性。

（3）操作时间的长短和手法强度的轻重及挤捏面积的大小要适中，用力要均匀。

【功效及主治】激发正气，舒筋通络，行气活血。可治疗免疫力下降及各种虚证。

【注意事项】

（1）捏脊时要用指面着力，不能以指端着力挤捏，更不能将肌肤拧转，或用指甲掐压肌肤，否则容易产生疼痛。

（2）捏拿肌肤不可过度，捏拿肌肤过多，则动作呆滞不易向前推进；过少则易滑脱。用力过重也易导致疼痛，过轻又不易得气。

（3）挤压向前推进移动时，需作直线移动，不可歪斜。

（4）捏法靠慢功奏效，不可急于求成。

【适用部位】脊柱。

（三）运法

以拇指螺纹面或食指、中指的螺纹面在小儿体表做环形或弧形推摩运动，称为运法。

【操作】　操作者使被操作的部位或穴位平坦向上，另一手以拇指或食指、中指的螺纹面着力，轻附着在治疗部位或穴位上，作由此穴向彼穴的弧形运动；或在穴周作周而复始的环形运动，频率为每分钟 60～120 次（图 5-78）。

【动作要领】

（1）操作时，操作者着力部分要轻贴体表。

（2）用力宜轻不宜重，作用力仅达皮表，只在皮肤表面运动，不带动皮下组织。运法的操作较推法和摩法轻而缓慢，幅度较旋推法为大。运法的方向常与补泻有关，

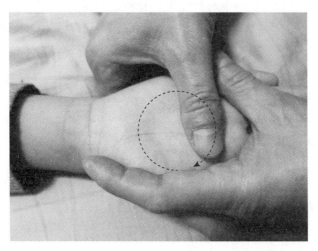

图 5-78　运法

操作时应视病情需要而选用。

（3）操作频率宜缓不宜急。

【功效及主治】　清热解表、健脾和胃、宽胸理气、清热除烦。可治疗外感头痛、发热、厌食、呕吐、泄泻、便秘及咳喘等病证。

【注意事项】　操作时一般可配合使用润滑剂作为介质，以保护患儿皮肤。

【适用部位】　多用于弧线形穴位或圆形面状穴位。

（四）捣法

以中指指端，或食指、中指屈曲的指间关节着力，有节奏地叩击穴位的方法，称为捣法（图 5-79）。实为"指击法"或"叩点法"。

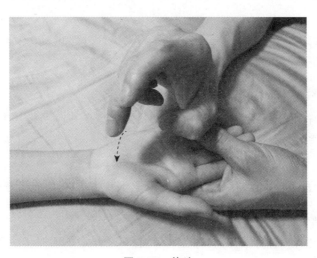

图 5-79　捣法

【操作】　患儿坐位，以一手握持住患儿食指、中指、无名指、小指四指，用另一手的中指指端或食指、中指屈曲后的第一指间关节突起部着力，其他手指屈握，前臂主动运动，通过腕关节的屈伸运动，带动着力部分有节奏地叩击穴位10次左右。

【动作要领】

（1）前臂为动力源，腕关节放松。

（2）捣击时取穴要准确，发力要稳，而且要有弹性。

【功效及主治】　通关活络、醒脑开窍、安神定志。

【注意事项】

（1）捣击时不要用暴力。

（2）操作前要将指甲修剪圆钝、平整，以免损伤小儿肌肤。

【适用部位】　适用于手部小天心穴及承浆穴。

三、小儿推拿复式操作手法

复式操作手法是小儿推拿疗法中的具有特定手法、步骤、名称及特定治疗作用的一类手法，往往用一种或几种手法在一个或几个穴位上按一定程序进行操作。复式操作法在历代医家著作中记载不一，名称有异。《窍穴图说推拿指南》称之为"大手术"；《小儿推拿疗法新编》则称之为"复合手法"等。同名异法和同法异名是复式操作手法的普遍现象。本节主要根据历代文献和各地保存的常规操作进行整理，选择黄蜂入洞、双凤展翅等复式操作法予以介绍。

（一）黄蜂入洞

【操作】　操作者以一手轻扶患儿头部以使其头部相对固定，另一手食、中指的指端着力，紧贴在患儿两鼻孔下缘处，腕关节主动运动带动着力部分作反复揉动约100次。

【功效及主治】　发汗解表，宣肺通窍。用于治疗外感风寒，发热恶寒无汗，鼻塞流涕，急慢性鼻炎等。

（二）双凤展翅

【操作】　操作者先用两手食、中指夹患儿两耳捻揉并向上提数次后，再用一手或两手拇指端按、掐眉心、太阳、听会、人中、承浆、颊车诸穴，每穴按、掐各3～5次。

【功效及主治】　疏风宣肺，止咳化痰。用于外感风寒，咳嗽多痰等上呼吸道疾患。

（三）揉耳摇头

【操作】　操作者先掐大天心（额正中）数下，再以双手拇指、食指螺纹面着力，分别相对捻揉患儿两耳垂后，再用双手捧患儿头部，将患儿头颈左右轻摇。揉耳垂20～30次，摇儿头10～20次。

【功效及主治】　镇惊顺气，调和气血。用于治疗惊风、抽搐、腹胀、便秘等。

（四）开璇玑

【操作】　分为四步操作：操作者先推璇玑和膻中，即用两拇指螺纹面从璇玑穴（胸骨正中线约平第1肋骨上缘）沿胸肋自上而下向左右两旁分推50次；其次推中脘，即用一手指螺纹面从鸠尾穴向下直推至脐部50次；再推摩神阙，即由脐部向左右推摩100次；最后直推小腹部，即用一手拇指螺纹面从脐中向下直推至小腹50次。

【作用】　宣通气机，消食化痰。用于治疗痰闭胸闷，咳喘气促，食积腹胀、腹痛、呕吐、泄泻，外感发热，神昏惊搐等病证。

（五）按弦走搓摩

【操作】　家长将患儿抱于怀中，并将其两上肢抬起，较大的患儿，则让其两手交叉搭在两肩上。操作者两手五指并拢，从上而下自患儿两胁来回搓摩至肚角处50～100次。手掌要贴紧皮肤如按弦状。

【功效及主治】　理气化痰，健脾消食，咳嗽气喘，胸胁不畅，腹痛、腹胀、肿大等病证。用于治疗痰积，饮食积滞。

（六）摩腹揉脐，龟尾七节

【操作】　患儿仰卧位，操作者一手中指或食指、中指、无名指三指螺纹面着力揉脐3～5 min；患儿俯卧位，操作者再用中指或拇指螺纹面揉龟尾穴3～5 min。最后再用拇指螺纹面自龟尾穴向上推至命门穴为补，或自命门穴向下推至龟尾穴为泻。操作约200次。

【功效及主治】　通调任督，调理肠腑，止泻导滞。用于治疗泄泻、痢疾、便秘等病证。

（七）龙入虎口

【操作】　患儿仰卧位，或让家长抱坐怀中，操作者坐其身旁，一手托扶住患儿掌背，使掌面向上，另一手叉入虎口，拇指螺纹面着力，在患儿板门穴处按揉或推200～300次。

【功效及主治】　退热，泌别清浊。用于治疗发热，吐泻，四肢抽搐。

（八）二龙戏珠

【操作】　操作者一手拿捏患儿食指、无名指的指端，另一手拇食两指卡于阴、阳池两穴，并由此边按捏边缓慢向上移动，直至曲池穴，如此5次左右。寒证重按阳穴，热证重按阴穴。最后一手卡阴、阳两穴5～6次，另一手拿捏患儿食指、无名指的指端，顺时针与逆时针方向各摇动20～40次。

【功效及主治】　调理阴阳，温通表里，通阳散寒，清热镇惊。用于治疗寒热不和，四肢抽搐，惊厥不安等病证。

（九）双龙摆尾

【操作】 操作者一手托扶患儿肘部，另一手拿捏患儿食指与小指，拔伸数下，并左右摇动，似双龙摆尾之状。操作 5～10 次。

【功效及主治】 行气导滞，开通闭结。用于治疗气滞，大小便闭结等病证。

（十）苍龙摆尾

【操作】 操作者一手握患儿食、中、无名指三指，另一手握其前臂，从腕横纹向上搓揉至肘部，又向下搓揉回到腕部，操作 3～4 次，后托于肘尖，两手协调先左右摆动手腕，后摇动 1 min。

【功效及主治】 开胸顺气、退热通便。用于治疗发热、烦躁、腹胀、便秘等病证。

（十一）丹凤摇尾

【操作】 操作者用一手拇指掐患儿内劳宫穴，另一手掐揉中指指腹，两手协调摇动中指 10～20 次。

【功效及主治】 调和气血，镇惊。用于治疗惊风、夜卧不安。

（十二）凤凰单展翅

【操作】 操作者用一手拿捏总筋及一窝风，用另一手拿捏患儿内、外劳宫穴，两手协调摇动约 200 次。

【功效及主治】 顺气化痰，温经补虚。用于治疗虚烦发热，寒痰咳喘等病证。

（十三）凤凰展翅

【操作】 两手食、中二指夹持两耳捻揉数次，并向上提，提毕，依次掐承浆、颊车、听会、太阳、眉心、人中穴，此为 1 遍，操作 3～5 遍。

【功效及主治】 疏风宣肺。用于治疗外感、咳嗽、流涎等。

（十四）凤凰鼓翅

【操作】 操作者用一手托住患儿肘部，另一手握住患儿腕部，并用拇指、食指分别按掐住患儿精灵、威灵两穴，于掐穴时上下翻动腕关节 20～30 次。

【功效及主治】 调和气血，豁痰醒神，除湿消肿。用于治疗昏迷、哮喘、胸闷憋气、呃逆、惊惕或湿困脾土之肌肤黄肿等病证。

（十五）猿猴摘果

【操作】 操作者用两手食、中二指夹持患儿两耳尖上提 3～6 次；夹持两耳垂向下牵拉，如猿猴摘果状，反复操作 1 min。

【功效及主治】 健脾行气，化痰镇惊。用于治疗食积、惊风、夜啼等病证。

（十六）水底捞月

【操作】 操作者用一手握捏住患儿四指，将掌面向上，另一手拇指自患儿小指根起，沿小鱼际推至小天心，转入内劳宫处再一拂而起，如捕捞状，30～50 次；亦可用冷水滴入患儿掌心，用另一手拇指螺纹面着力，紧贴患儿掌心并作旋推法，边推边用口对其掌心吹凉气，反复操作 3～5 min。

【功效及主治】　本法大凉，有清心、退热、泻火之功。用于治疗一切高热神昏、热入营血，烦躁不安，便秘等实热病证。

（十七）打马过天河

【操作】　操作者一手捏住患儿四指，将掌心向上，拇指按于内劳宫，另一手的食、中二指从腕横纹循天河向上拍打至肘横纹（亦可用弹法），以皮肤发红为度。

【功效及主治】　清热通络、行气活血，用于治疗高热烦躁，神昏谵语，上肢麻木抽搐等实热病证。

（十八）黄蜂出洞

【操作】　操作者一掐中指心经，二掐内劳宫，各约 6 次；三捣小天心 30～40 次；四掐总筋约 6 次；五从总筋穴起分推手阴阳，每分推 35 次至两侧时就势点按阳池和阴池各 1 次。此为 1 遍，操作约 6 遍。

【功效及主治】　发汗解表。用于治疗小儿外感，腠理不宣，发热无汗等病证。

（十九）天门入虎口

【操作】　操作者用一手捏住患儿四指，使食指桡侧向上，另一手拇指螺纹面的桡侧着力，蘸葱姜水自食指尖的桡侧处直推向虎口处，然后再用大指端掐揉合谷数十次。

【功效及主治】　健脾消食，顺气生血。用于治疗脾胃虚弱，气血不和，腹胀、腹泻、食积等病证。

（二十）运土入水

【操作】　操作者一手握住患儿除拇指外的其余四指，使掌面向上，另一手拇指螺纹面着力，自患儿拇指根推起，经大鱼际、小天心、小鱼际，推运至小指根处，200 次左右。

【功效及主治】　清脾胃湿热，补益肾水，利尿止泻。用于治疗小便赤涩、频数，小腹胀满、泄泻、痢疾等病证。

（二十一）运水入土

【操作】　操作者一手握住患儿除拇指外的其余四指，使掌面向上，另一手拇指螺纹面着力，自患儿小指根推起，经小鱼际、小天心、大鱼际，推运至拇指根处，200 次左右。

【功效及主治】　健脾运胃，润燥通便。用于治疗脾胃虚弱的消化不良，食欲不振、便秘、腹胀、疳积等病证。

（二十二）总收法

【操作】　操作者用拇指指腹，先按揉患儿肩井穴，再拿患儿肩井穴；再以一手握住患儿掌心，另一手固定肩部，屈伸患儿上肢并摇动其上肢 20～30 次。

【功效及主治】　通行一身之气血。用于久病体虚，内伤外感诸证，推拿操作结束之前用本法收尾。

第四节　小儿推拿常用特定穴

小儿穴位除了经穴、奇穴、经验穴、阿是穴之外，有相当部分穴位是小儿特有的，称为小儿特定穴。小儿特定穴不同于经络学说中的特定穴位，具有以下特点：不仅具有点状，还有从某点至另一点成为线状和面状；大多数分布在头面和四肢（尤其以两手居多，正所谓"小儿百脉汇于两掌"）。小儿推拿穴位呈面状分布为多，操作大部分是直接作用于皮肤。

1. 坎宫

【定位】　眉头至眉梢成一弧线。

【操作】　两拇指指腹自眉头沿眉弓向两侧眉梢分推 30～50 次，称推坎宫，亦称分头阴阳（图 5-80）。

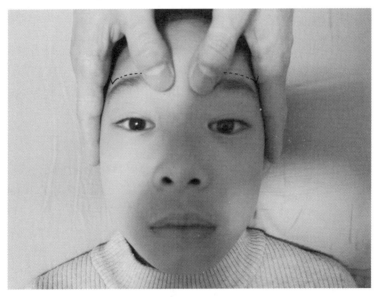

图 5-80　推坎宫

【主治】　感冒、发热、头痛、惊风、目赤痛等。

【应用】　外感发热、头痛，多与开天门，揉太阳等合用；若治疗目赤痛，多与清肝经、揉小天心、清天河水等合用。

2. 天门

【定位】　两眉中点至前发际成一直线。

【操作】　两拇指指腹自眉心向前额发际交替直推 30～50 次，称开天门（图 5-81）。

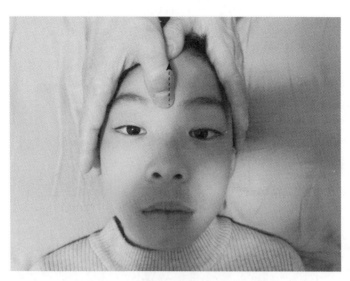

图 5-81　开天门

【主治】　感冒发热、头痛、精神萎靡、惊惕不安等。

【应用】　外感发热、头痛等症，多与推太阳、推坎宫等合用；若惊惕不安、烦躁不宁，多与清肝经、按揉百会等配伍应用。

3. 耳后高骨

【定位】　耳后入发际，乳突后缘高骨下凹陷中。

【操作】　用两拇指或中指指腹按揉 30～50 次，称揉耳后高骨（图 5-82）。

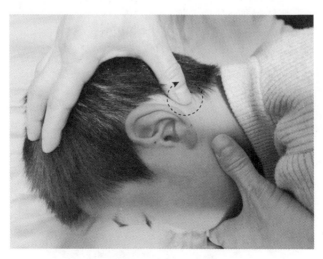

图 5-82　揉耳后高骨

【主治】　感冒、头痛、惊风、烦躁不安等。

【应用】　用于治疗感冒，多与推攒竹、推坎宫、推太阳等合用。

4. 天柱骨

【定位】　颈后发际正中至大椎穴成一直线。

【操作】　用拇指或食、中两指指面，自上向下直推约 200 次，称推天柱骨，见图 5-83。亦可用汤匙或刮痧板边蘸水边自上向下刮，称刮天柱骨。

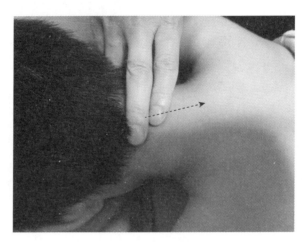

图 5-83　推天柱骨

【主治】　发热、呕吐、颈项痛等。

【应用】　治疗呕恶多与横纹推向板门、揉中脘等合用；治外感发热、颈项强痛多与拿风地、掐揉二扇门等同用；用刮法亦可治暑热证。

5. 胁肋

【定位】　从腋下两胁至两髂前上棘。

【操作】　用两手掌从两胁下搓摩至髂前上棘处 50～100 次，称搓摩胁肋（图 5-84），又称按弦走搓摩。

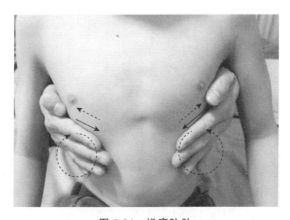

图 5-84　搓摩胁肋

【主治】　咳嗽胸闷、胸胁胀满、痰喘气急、疳积等。

【应用】　对小儿因食积、痰壅气逆所致的胸闷、腹胀、气喘等有效。

6. 腹

【定位】　整个腹部。

【操作】　自剑突下到脐，用两拇指从中间向两旁分推，边推边从上向下移动，直到脐平面，约 200 次，称分推腹阴阳（图 5-85）。用掌或四指沿脐周围摩，称摩腹。

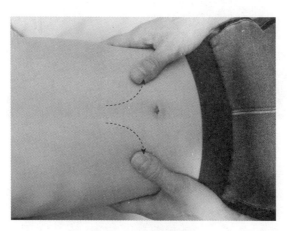

图 5-85　分推腹阴阳

【主治】　腹胀、腹痛、疳积、呕吐、便秘等。

【应用】　多与推脾经、运内八卦、按揉足三里等合用。

7. 丹田

【定位】　多指小腹部，脐下 2.5 寸。

【操作】　用掌揉或摩丹田处 2～3 min，称揉丹田或摩丹田。

【主治】　腹泻、脱肛、遗尿、尿潴留等。

【应用】　用于腹泻、遗尿、脱肛，常与补肾经、推三关等合用；用于尿潴留，常与清小肠等合用。

8. 肚角

【定位】　脐中直下 2 寸，旁开 2 寸大筋处。

【操作】　用拇指与食、中两指相对，拿捏起脐旁大筋，用力上提约 3 次，称拿肚角（图 5-86）。

【主治】　腹痛、腹泻、便秘等。

【应用】　拿捏肚角是止腹痛的要法，对各种原因引起的腹痛均可应用，特别是对寒痛、伤食痛效果更佳。

9. 脊柱

【定位】　大椎至长强成一直线。

【操作】　用食、中二指指面自上而下或自下而上作直推约 1 min，称推脊；用捏

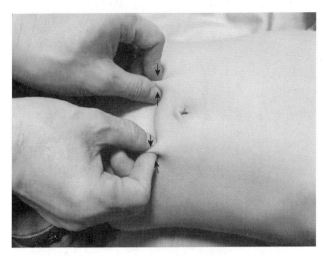

图 5-86　拿肚角

法自下而上称捏脊，每捏三下将背脊提一下，称为捏三提一法。

【主治】　发热、惊风、疳积、腹泻及其他虚证等。

【应用】　捏脊多与补脾经、补肾经、推三关、摩腹、按揉足三里等配合应用，治疗先天和后天不足的一些慢性病证均有一定的效果。推脊柱多与清天河水、退六腑、推涌泉等合用，并能治疗腰背强痛，角弓反张，下焦阳气虚弱等证。

10. 七节骨

【定位】　第四腰椎至尾椎骨端凹陷处（长强穴）成一直线。

【操作】　用拇指桡侧面或食、中二指面自下而上或自上而下做直推约 200 次，分别称推上七节骨和推下七节骨（图 5-87）。

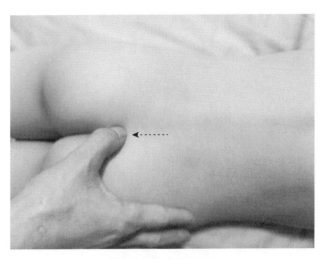

图 5-87　推下七节骨

【主治】　泄泻、便秘、脱肛等。

【应用】　推上七节骨能温阳止泻，多用于虚寒腹泻、久痢等证，临床上常与按揉百会、揉丹田等合用治疗气虚下陷引起的遗尿、脱肛等证；推下七节骨能泻热通便，多用于肠热便秘或痢疾等证。

11. 龟尾

【定位】　尾椎骨端。

【操作】　用拇指端或中指端揉龟尾穴约 200 次，称揉龟尾。

【主治】　泄泻、便秘、脱肛、遗尿等。

【应用】　揉龟尾能止泻，也能通便，多与揉脐、推七节骨等合用，治疗泄泻、便秘等证。

12. 脾经

【定位】　拇指末节螺纹面或拇指桡侧缘，从指尖到指根成一直线。

【操作】　将患儿拇指伸直，循拇指桡侧缘由指尖向指根方向直推为补（亦可顺时针旋推拇指末节螺纹面），称补脾经，见图 5-88。将患儿拇指伸直，自指根推向指尖（亦可逆时针旋推拇指末节螺纹面），称清脾经。若来回直推为平补平泻，称清补脾经，操作约 200 次。以下肝经、心经、肾经、肺经推拿均遵循顺时针旋推为补，逆时针旋推为泻的原则。

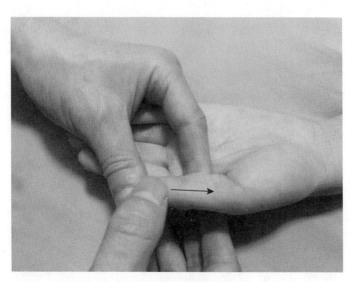

图 5-88　补脾经

【主治】　腹泻、便秘、食欲不振、痢疾、咳嗽等。

【应用】　补脾经用于脾胃虚弱引起的食欲不振，肌肉消瘦、消化不良等证，多与推三关、运八卦、捏脊等合用；清脾经能清利湿热、化痰止呕，用于湿热熏蒸、皮肤发黄、恶心呕吐、痢疾等证。

13. 肝经

【定位】　食指末节螺纹面或食指掌面从指尖到指根成一条直线。

【操作】　用推法自食指末节指纹推向指尖，称清肝经（图5-89）；反之为补肝经。

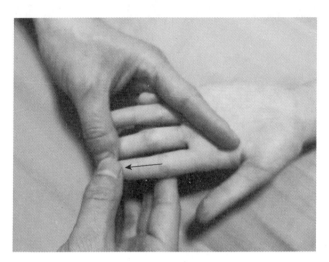

图 5-89　清肝经

【主治】　惊风、目赤、烦躁不安、五心烦热、口苦咽干等。

【应用】　清肝经多与清心经、掐揉小天心、退六腑等合用。肝经宜清不宜补，若肝虚应补时则补后加清，或以补肾经代之，为滋肾养肝法。

14. 心经

【定位】　中指末节螺纹面或中指掌面从指尖到指根成一条直线。

【操作】　用推法自中指末节指纹推向指尖，称清心经（图5-90）；反之为补心经。

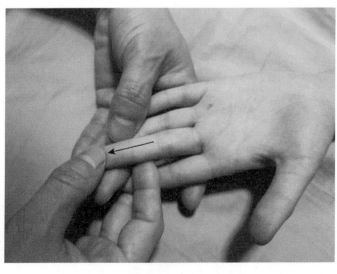

图 5-90　清心经

【主治】 五心烦热、口舌生疮、小便短赤、惊惕不安、心血不足等。

【应用】 清心经多与清天河水、清小肠、退六腑等配合使用。本穴宜清不宜补，恐动心火，需用补法时，可补后加清，或以补脾经代之。

15. 肺经

【定位】 无名指末节螺纹面或无名指掌面从指尖到指根成一条直线。

【操作】 用推法自无名指末节指纹推向指尖，称清肺经（图5-91）；反之为补肺经。

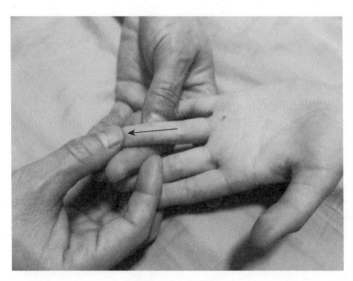

图 5-91 清肺经

【主治】 感冒、咳嗽、气喘痰鸣、自汗、盗汗、遗尿、脱肛等。

【应用】 清肺经多与清天河水、退六腑、运八卦等合用；补肺经多与补脾经、推三关等合用。

16. 肾经

【定位】 小指末节螺纹面或小指掌面稍尺侧，从指尖到指根成一条直线。

【操作】 用推法自小指末节指纹推向指尖，称补肾经（图5-92），反之为清肾经。

【主治】 五更泄泻、遗尿、虚喘、小便淋漓刺痛等。

【应用】 补肾经多与补脾经、推三关等合用；清肾经多与掐揉小天心、清小肠等合用。

17. 小肠

【定位】 小指尺侧缘，指尖至指根成一直线。

【操作】 用推法自指尖向指根直推为补，称补小肠；反之为清小肠，操作约2 min。

【主治】 小便赤涩、水泄、口舌糜烂等。

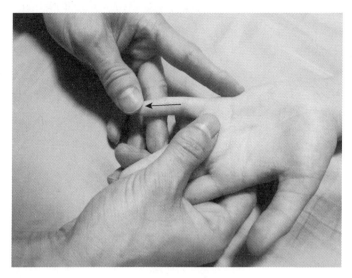

图 5-92　补肾经

【应用】　本穴多用清法，若心经有热，下移小肠，可配合清天河水，加强清热利尿作用；若下焦虚寒、多尿、遗尿等则可用补法。

18. 大肠

【定位】　在食指桡侧缘，指尖至虎口成一直线。

【操作】　用右手拇指桡侧面，自指尖推向虎口为补，称补大肠；反之为清大肠（图 5-93）。操作约 2 min。

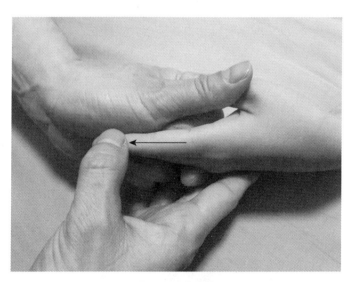

图 5-93　清大肠

【主治】　泄泻、便秘、痢疾、脱肛等。

【应用】　补大肠多与补脾经、推三关等合用；清大肠常与清天河水、分腹阴阳等合用。

19. 四横纹

【定位】　手掌面，食指、中指、无名指、小指的近侧指间关节横纹。

【操作】　操作者用拇指指甲掐揉，称掐四横纹；受术者四指并拢，操作者用拇指指面从受术者食指横纹处推向小指横纹处，称推四横纹。操作约 2 min。

【主治】　气血不畅、消化不良、疳积、腹痛、气喘、口唇破裂等。

【应用】　掐四横纹常用于疳积、腹胀、气血不和等证，多与补脾经，揉中脘等合用。

20. 板门

【定位】　手掌大鱼际平面。

【操作】　用拇指揉大鱼际平面，称揉板门（图 5-94）；用拇指桡侧从拇指根推向腕横纹，称板门推向横纹，反之称横纹推向板门。操作约 2 min。

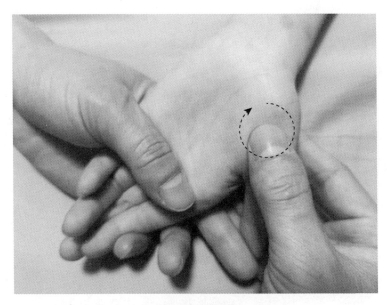

图 5-94　揉板门

【主治】　食积、腹胀、食欲不振、呕吐、腹泻等。

【应用】　揉板门多与推脾经、运八卦等合用；板门推向腕横纹，专攻止泻；腕横纹推向板门，专攻止呕。

21. 内劳宫

【定位】　掌心中，自然握拳时中指和无名指之间的中点。

【操作】　用中指端揉，称揉内劳宫。操作约 2 min。

【主治】　发热、烦渴、口疮等。

【应用】 揉内劳宫多与清天河水合用，对心、肾两经湿热最为适宜。

22. 小天心

【定位】 大小鱼际交接处凹陷中。

【操作】 用中指端揉，称揉小天心；用拇指甲掐，称掐小天心，掐 10 次左右；用中指尖捣，称捣小天心，捣约 2 min。

【主治】 惊风、抽搐、烦躁不安、夜啼、小便短赤、目赤痛等。

【应用】 掐揉小天心常用于心经有热而致的目赤肿痛、口舌生疮、惊惕不安、小便短赤等证，多与清肝经、清天河水等合用；掐、捣小天心可配合掐老龙、掐人中、清肝经等合用，用于惊风抽搐、夜啼、惊惕不安等证。

23. 总筋

【定位】 掌后腕横纹中点。

【操作】 用拇指或中指揉，称揉总筋；用拇指指甲掐，称掐总筋。掐 10 次，揉 2 min。

【主治】 惊风、抽搐、口舌生疮、潮热、牙痛等。

【应用】 揉总筋常用于口舌生疮、潮热等证，多与清心经、清天河水合用；掐总筋多用于治疗惊风、抽搐等证。

24. 大横纹

【定位】 仰掌，掌后横纹，近拇指端为阳池，近小指端为阴池。

【操作】 两拇指自掌后横纹中点向两旁分推，称分推大横纹，又称分阴阳；自两旁（阳池、阴池）向横纹中点推，称合阴阳。操作约 2 min。

【主治】 寒热往来、烦躁不安、腹泻、腹胀、呕吐、食积等。

【应用】 分阴阳常用于阴阳不调、气血不和而导致的寒热往来、烦躁不安等证，操作时，实热证阴池重分，虚寒证阳池重分；合阴阳多配合清天河水以加强化痰散结的作用。

25. 老龙

【定位】 中指背，距指甲根 1 分处。

【操作】 用拇指指甲掐 3～5 次，称掐老龙。掐 10 次，揉 2 min。

【主治】 昏迷不醒、高热抽搐、急惊风。

【应用】 掐老龙主要用于急救，有醒神开窍的作用。

26. 二扇门

【定位】 手背中指根两侧凹陷中。

【操作】 用两手拇指掐揉 1～3 min，称掐揉二扇门（图 5-95），掐 10 次，揉 2 min。

【主治】 身热无汗、痰喘气粗。

【应用】 二扇门是发汗效穴，揉时稍用力，速度宜快，多用于外感风寒，身热

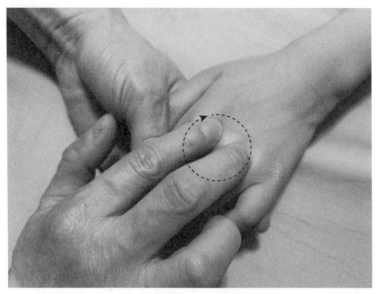

图 5-95　揉二扇门

无汗。

27. 一窝风

【位置】　手背腕横纹中央凹陷处。

【操作】　用拇指指腹掐揉，掐 10 次，揉 2 min。

【主治】　咳嗽、呕吐、腹痛、关节痛等。

【应用】　揉一窝风多与拿肚角、推三关、揉中脘等合用。本法亦能发散风寒、宣通表里，对寒滞经络引起的痹痛或外感风寒等证也有效。

28. 三关

【定位】　前臂桡侧，阳池至曲池成一直线。

【操作】　用拇指桡侧面或食中二指指面，自腕横纹外侧推向肘横纹外侧 3～5 min，称推三关（图 5-96）。

【主治】　腹痛、腹泻、畏寒肢冷、病后体弱等一切虚寒证。

【应用】　本穴主治一切虚寒证，多与补脾经、摩腹、揉脐、捏脊等合用；推三关用于治疗感冒无汗、畏寒肢冷或疹出不透等证，多与清肺经、推攒竹、掐揉二扇门等合用。

29. 六腑

【定位】　前臂尺侧，肘横纹至阴池成一直线。

【操作】　用拇指面或食、中指面自肘横纹内侧推至腕横纹内侧 3～5 min，称退六腑或推六腑（图 5-97）。

【主治】　高热、烦躁、口渴、惊风、鹅口疮、咽痛、便秘等一切实热证。

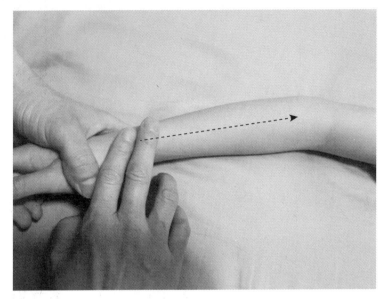

图 5-96　推三关

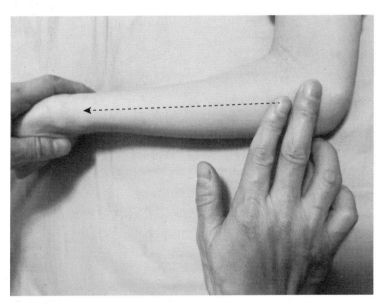

图 5-97　退六腑

【应用】　本穴性寒凉，退六腑能通腑、泄热、解毒，对脏腑郁热积滞、壮热烦渴、牙龈肿痛、咽喉肿痛、疒腮等实热证均可应用。

30. 天河水

【定位】　前臂内侧正中，腕横纹中点（总筋）至洪池（曲泽）成一直线。

【操作】　用食、中二指指面，从腕横纹中点推向肘横纹中点，称清天河水（图 5-

98）；用食指蘸水自总筋处，一起一落弹打如弹琴状，直至洪池，同时轻轻自下而上吹气，称打马过天河。操作约 200 次。

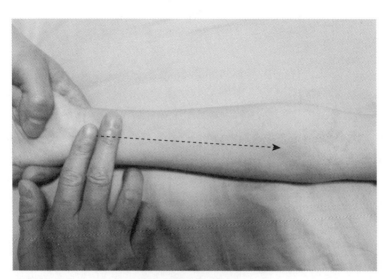

图 5-98　清天河水

【主治】　外感发热、潮热、烦躁不安、口渴、弄舌等一切热证。

【应用】　本穴性微凉，清天河水多用于五心烦热、口燥咽干、唇舌生疮等；用于外感发热、头痛、咽痛等，常与推坎宫、推攒竹、揉太阳配合使用。

第六章　耳　针　技　术

耳针是指采用毫针或其他针具刺激耳部特定部位，以预防、诊断和治疗全身疾病的一种方法。耳针治疗范围较广，操作方法简单易行，对于疾病的预防和诊治具有一定的意义。

耳针治病之法历史悠久，早在春秋战国即有记载。《灵枢·五邪》："邪在肝，则两胁中痛……取耳间青脉起者去其掣。"《灵枢·厥病》："耳聋无闻，取耳中。"唐朝《备急千金要方》中有取耳中穴治疗黄疸、寒暑疫毒等病的记载。其后，以耳郭诊断疾病，以针刺、按摩、塞药、艾灸、温熨等方法刺激耳郭以防治疾病等有关叙述更是散见于历代医书之中，为耳针的形成和发展鉴定了理论基础。20世纪50年代，法国医学博士诺基尔（P. Nogier）提出了42个耳穴点和形如胚胎倒影的耳穴图，对我国学者影响很大，在一定程度上推动了耳针疗法在我国的普及和发展。为促进耳穴应用的发展与研究，国家质量监督检验检疫总局和国家标准化管理委员会分别于1992年和2008年两次颁布和实施了中华人民共和国国家标准GB/T 13724－2008《耳穴名称与定位》。

迄今为止，采用耳针疗法治疗的疾病种类已达200余种，涉及内、外、妇、儿、五官、皮肤、骨伤等临床各科；不仅对某些功能性病变、变态反应疾病、炎症性疾病有较好疗效，对部分器质性病变，以及某些疑难杂症也具有一定疗效。

一、耳针作用原理

（一）耳与经脉脏腑的关系

耳与经脉有着密切的关系。马王堆帛书《阴阳十一脉灸经》提及与上肢、眼、颊、咽喉相联系的"耳脉"。《黄帝内经》时期，不仅将"耳脉"发展成了手少阳三焦经，而且对耳与经脉、经别、经筋的关系均有详细的记载。在十二经脉循行中，有的经脉直接入耳中，有的分布在耳郭周围。如手太阳小肠经、手少阳三焦经、足少阳胆经等经脉、经筋分别入耳中，或循耳之前、后；足阳明胃经、足太阳膀胱经则分别上耳前，至耳上角；手阳明大肠经之别络入耳合于宗脉。六条阴经虽不直接联系耳郭，但均可借助经别与阳经相合而达于耳。因此十二经脉均直接或间接上行到达于耳。故《灵枢·口问》曰："耳者，宗脉之所聚也。"《灵枢·邪气脏腑病形》亦云："十二经脉，三百六十五络，其血气皆上于面而走空窍。其精阳气上走于目而为睛，共别气走于耳而为听。"所以刺激耳郭上的穴位，就具有疏通经络、行气活血、调和百脉的作用。

耳与五脏六腑的关系十分密切，其论述散见于历代医典。最早的记载始见于《内经》和《难经》，如《素问·金匮真言论》所载："南方赤色，入通于心，开窍于耳，藏精于心。"《灵枢·脉度》所载："肾气通于耳，肾和则耳能闻五音矣。"又如《素问·玉机真脏论》曰："（脾）不及，则令人九窍不通。"《素问·脏器法时论》载有

"肝病者……虚则耳无所闻，……气逆则头痛，耳聋不聪"等。《难经·四十难》云："肺主声，故令耳闻声。"此后历代医著对于耳与脏腑的关系论述更为详细，如《千金方》所载："……神者，心之脏……心气通于舌，非窍也，其通于窍者，寄见于耳，荣华于耳。"《证治准绳》所载："肾为耳窍之主，心为耳窍之客。"《厘正按摩要术》中进一步将耳背分为心、肝、脾、肺、肾五部，其云："耳珠属肾，耳轮属脾，耳上轮属心，耳皮肉属肺，耳背玉楼属肝。"说明耳与脏腑在生理方面相互联系，在病理方面相互影响，关系密切。

（二）耳与神经体液的关系

解剖学表明，耳郭内富含神经组织。与耳相关的神经主要有来自脊神经颈丛的耳大神经和枕小神经；来自脑神经的耳颞神经、面神经、舌咽神经、迷走神经的分支，以及伴随颈外动脉的交感神经。这些分布在耳郭上的四对脑神经和两对脊神经均和中枢神经系统联系紧密，如延髓发出的迷走神经和舌咽神经对呼吸中枢、心脏调节中枢、血管运动中枢、唾液分泌中枢（呕吐、咳嗽中枢）等都有明显的调节作用；由脑、脊髓部发出的副交感神经和脊髓胸、腰部发出的交感神经所组成的内脏神经，对全身的脏器几乎都有双重支配作用，两者相互抵抗，又相互协调，共同维持全身脏腑和躯干四肢的正常运动。

解剖学还表明，耳郭表皮至软骨膜中均含有各种神经感受器，如游离丛状感觉神经末梢、毛囊神经感觉末梢及环层小体；耳肌腱上和耳肌上含有单纯型和复杂型丛状感觉神经末梢、高尔基型腱器官、鲁菲尼样末梢及肌梭。这些不同类型的感受器正是刺激耳穴产生综合调节作用的前提和基础。

此外，实验结果表明，耳与体液有一定的关系，即使将耳郭的全部神经切除，耳穴的电阻点也没有完全消除，因此考虑体液也参与了耳穴与内脏联系的作用过程。

（三）耳与全息理论的关系

全息理论认为每个生物个体中的具有生命功能又相对独立的局部（又称全息元），均包含了整体的全部信息，全息元在一定程度上即是整体的缩影。

耳郭就是一个相对独立的全息元，从形式上成为人体整体的缩影，并包含了人体各部分的主要信息。根据生物全息律，耳郭与脑内全息联系的神经元（反射中枢）、躯体（内脏）形成了全息反射路，并通过脑内神经元的全息联系起作用。脑内神经元的全息联系，是指机体的任一相对独立部分的每一位区在中枢内的投影，都与其相应的整体部分在中枢内的投射存在着双向突触联系。故每个耳穴在中枢内的投射也必然存在着这种联系。

从某种意义上说，这种"躯体（内脏）—中枢—耳郭"间的双向反射径路是耳穴刺激疗法的生理学基础。全身各部位的异常，通过全息反射路会在耳部引起相应的改变，因此可通过耳穴诊器官，从而调节相应组织器官的状态，使其恢复正常，从而达到治疗疾病的目的。

二、耳针刺激部位

耳针刺激部位即为耳穴，是耳郭表面与人体脏腑经络、组织器官、躯干四肢相互沟通的特殊部位。耳穴既是疾病的反应点，也是防治疾病的刺激点。

（一）耳郭表面解剖（图6-1）

1. 耳郭正面

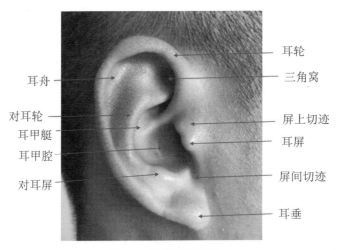

图6-1　耳郭表面解剖

耳垂：耳郭下部无软骨的部分。

耳轮：耳郭外侧边缘的卷曲部分。

耳轮脚：耳轮深入耳甲的部分。

耳轮结节：耳轮外上方的膨大部分。

耳轮尾：耳轮向下移行于耳垂的部分。

对耳轮：与耳轮相对呈"Y"字形的隆起部，由对耳轮体、对耳轮上脚和对耳轮下脚三部分组成。

对耳轮体：对耳轮下部呈上下走向的主体部分。

对耳轮上脚：对耳轮向上分支的部分。

对耳轮下脚：对耳轮向前分支的部分。

轮屏切迹：对耳轮与对耳屏之间的凹陷处。

耳舟：耳轮与对耳轮之间的凹沟。

三角窝：对耳轮上、下脚与相应耳轮之间的三角形凹窝。

耳甲部分：部分耳轮和对耳轮、对耳屏、耳屏及外耳门之间的凹窝。由耳甲艇、耳甲腔两部分组成。

耳甲艇：耳轮脚以上的耳甲部。

耳甲腔：耳轮脚以下的耳甲部。

耳屏：耳郭前方呈瓣状的隆起。

屏上切迹：耳屏与耳轮之间的凹陷处。

屏间切迹：耳屏和对耳屏之间的凹陷处。

外耳门：耳甲腔前方的孔窍。

2. 耳郭背面

耳轮背面：耳轮背部的平坦部分。

耳轮尾背面：耳轮尾背部的平坦部分。

耳垂背面：耳垂背部的平坦部分。

耳舟隆起：耳舟在耳背呈现的隆起。

三角窝隆起：三角窝在耳背呈现的隆起。

耳甲艇隆起：耳甲艇在耳背呈现的隆起。

耳甲腔隆起：耳甲腔在耳背呈现的隆起。

对耳轮上脚沟：对耳轮上脚在耳背呈现的凹沟。

对耳轮下脚沟：对耳轮下脚在耳背呈现的凹沟。

对耳轮沟：对耳轮体在耳背呈现的凹沟。

耳轮脚沟：耳轮脚在耳背呈现的凹沟。

对耳屏沟：对耳屏在耳背呈现的凹沟。

3. 耳根

上耳根：耳郭与头部相连的最上处。

下耳根：耳郭与头部相连的最下处。

（二）耳穴分布规律（图6-2）

耳穴在耳郭表面的分布状态形似倒置在子宫内的胎儿（头部朝下，臀部朝上）。

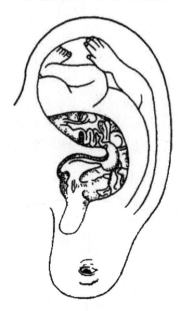

图6-2 耳穴分布规律

其分布规律：与头面相应的穴位分布在耳垂；与上肢相应的穴位分布在耳舟；与躯干相应的穴位分布在对耳轮体部；与下肢相应的穴位分布在对耳轮上、下脚；与腹腔脏器相应的穴位分布在耳甲艇；与胸腔脏器相应的穴位分布在耳甲腔；与盆腔脏器相应的耳穴分布在三角窝；与消化道相应的穴位分布在耳轮脚周围等。

（三）耳郭区划定位标准与耳穴

1. 耳郭基本标志线的划定

耳轮内缘：耳轮与耳郭其他部分的分界线，耳轮与耳舟，对耳轮上、下脚、三角窝及耳甲等部的折线。

耳甲折线：耳甲内平坦部与隆起部之间的折线。

对耳轮脊线：对耳轮体及其上、下脚最凸起处之连线。

耳舟凹沟线：沿耳舟最凹陷处所作的连线。

对耳轮耳舟缘：对耳轮与耳舟的分界线，对耳轮（含对耳轮上脚）脊与耳舟凹沟之间的中线。

三角窝凹陷处后缘：三角窝内较低平的三角形区域的后缘。

对耳轮三角窝缘：对耳轮上、下脚与三角窝的分界线，对耳轮上、下脚脊与三角窝凹陷处后缘之间的中线。

对耳轮耳甲缘：对耳轮与耳甲的分界线。是指对耳轮（含对耳轮下脚）脊与耳甲折线之间的中线。

对耳轮上脚下缘：对耳轮上脚与对耳轮体的分界线，从对耳轮上、下脚分叉处向对耳轮耳舟缘所作的垂线。

对耳轮下脚后缘：对耳轮下脚与对耳轮体的分界线，从对耳轮上、下脚分叉处向对耳轮耳甲缘所作的垂线。

耳垂上线（亦作为对耳屏耳垂缘和耳屏耳垂缘）：耳垂与耳郭其他部分的分界线，过屏间切迹与轮垂切迹所作的直线。

对耳屏耳甲缘：对耳轮与耳甲的分界线，对耳屏内侧面与耳甲的折线。

耳屏前缘：耳屏外侧面与面部的分界线，沿耳屏前沟所作的直线。

耳轮前缘：耳轮与面部的分界线，沿耳轮前沟所作的直线。

耳垂前缘：耳垂与面颊的分界线，沿耳垂前沟所作的直线。

2. 耳穴分区定位（图 6-3）

（1）耳轮部分区与耳穴（表 6-1）。

耳轮部总计分为 12 区共有 13 穴。

耳轮脚为耳轮 1 区。

耳轮脚切迹到对耳轮下脚上缘之间的耳轮分为三等分，自下而上依次为耳轮 2 区、耳轮 3 区、耳轮 4 区。

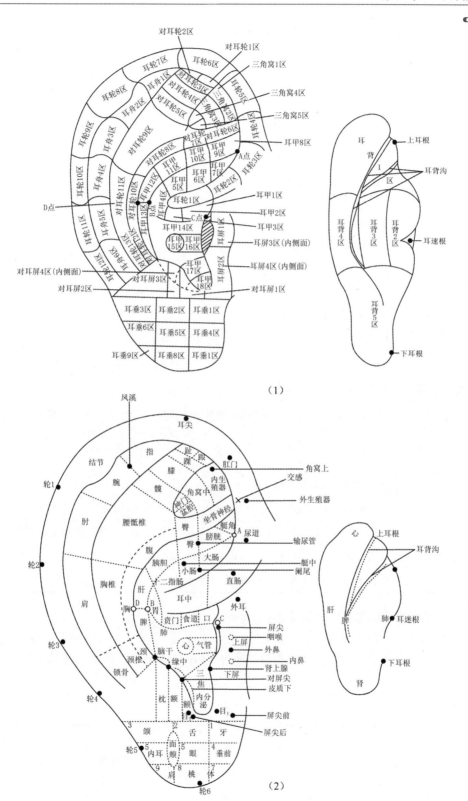

图 6-3　耳穴分区定位

对耳轮下脚上缘到对耳轮上脚前缘之间的耳轮为耳轮 5 区。

对耳轮上脚前缘到耳尖之间的耳轮为耳轮 6 区。

耳尖到耳轮结节上缘为耳轮 7 区。

耳轮结节上缘到耳轮结节下缘为耳轮 8 区。

耳轮结节下缘至轮垂切迹之间的耳轮分为 4 等分，自上而下依次为耳轮 9 区、耳轮 10 区、耳轮 11 区和耳轮 12 区。

表 6-1 耳轮穴位

穴名	定位	主治
耳中（HX_1）	在耳轮脚处，即耳轮 1 区	呃逆，荨麻疹，皮肤瘙痒，咯血
直肠（HX_2）	在耳轮脚棘前上方的耳轮处，即耳轮 2 区	便秘，腹泻，脱肛，痔疮
尿道（HX_3）	在直肠上方的耳轮处，即耳轮 3 区	尿频，尿急，尿痛，尿潴留
外生殖器（HX_4）	在对耳轮下脚前方的耳轮处，即耳轮 4 区	睾丸炎，附睾炎，阴道炎，外阴瘙痒
肛门（HX_5）	三角窝前方的耳轮处，即耳轮 5 区	痔疮，肛裂
耳尖前（HX_6）	在耳尖的前部，即耳轮 6 区	发热、结膜炎
耳尖（$HX_{6,7i}$）	在耳郭向前对折的上部尖端处，即耳轮 6、7 区交界处	发热，高血压，急性结膜炎，麦粒肿，痛证，风疹，失眠
耳尖后（HX_7）	在耳尖的后部，即耳轮 7 区	发热、结膜炎
结节（HX_8）	在耳轮结节处，即耳轮 8 区。	头晕，头痛，高血压
轮 1（HX_9）	在耳轮结节下方的耳轮处，即耳轮 9 区	扁桃体炎，上呼吸道感染，发热
轮 2（HX_{10}）	在轮 1 区下方的耳轮处，即耳轮 10 区	扁桃体炎，上呼吸道感染，发热
轮 3（HX_{11}）	在轮 2 区下方的耳轮处，即耳轮 11 区	扁桃体炎，上呼吸道感染，发热
轮 4（HX_{12}）	在轮 3 区下方的耳轮处，即耳轮 12 区	扁桃体炎，上呼吸道感染，发热

（2）耳舟部分区与耳穴（表 6-2）。

耳舟部总计分为 6 区共有 6 穴。

耳舟部自上而下依次分为 6 等分，分别为耳舟 1 区、2 区、3 区、4 区、5 区、6 区。

表 6-2 耳舟穴位

穴名	定位	主治
指（SF_1）	在耳舟上方处，即耳舟 1 区	甲沟炎，手指疼痛和麻木
腕（SF_2）	在指区的下方处，即耳舟 2 区	腕部疼痛

穴名	定位	主治
风溪（$SF_{1,2i}$）	在耳轮结节前方，指区与腕区之间，即耳舟1、2区交界处	荨麻疹，皮肤瘙痒，过敏性鼻炎，哮喘
肘（SF_3）	在腕区的下方处，即耳舟3区	肱骨外上髁炎，肘部疼痛
肩（$SF_{4,5}$）	在肘区的下方处，即耳舟4、5区	肩关节周围炎，肩部疼痛
锁骨（SF_6）	在肩区的下方处，即耳舟6区	肩关节周围炎

（3）对耳轮部分区与耳穴（表6-3）。

对耳轮部总计分为13区共有14穴。

对耳轮上脚分为上、中、下三等分，下1/3为对耳轮5区，中1/3为对耳轮4区；再将上1/3分为上、下两等分，下1/2为对耳轮3区，再将上1/2分为前后两等分，后1/2为对耳轮2区，前1/2为对耳轮1区。

对耳轮下脚分为前、中、后三等分，中、前2/3为对耳轮6区，后1/3为对耳轮7区。将对耳轮体从对耳轮上、下脚分叉处至轮屏切迹分为5等分，再沿对耳轮耳甲缘将对耳轮体分为前1/4和后3/4两部分，前上2/5为对耳轮8区，后上2/5为对耳轮9区，前中2/5为对耳轮10区，后中2/5为对耳轮11区，前下1/5为对耳轮12区，后下1/5为对耳轮13区。

表6-3　对耳轮穴位

穴名	定位	主治
跟（AH_1）	在对耳轮上脚前上部，即对耳轮1区	足跟痛
趾（AH_2）	在耳尖下方的对耳轮上脚后上部，即对耳轮2区	甲沟炎，足趾部麻木疼痛
踝（AH_3）	在趾、跟区下方处，即对耳轮3区	踝关节扭伤，踝关节炎
膝（AH_4）	在对耳轮上脚中1/3处，即对耳轮4区	膝关节肿痛
髋（AH_5）	在对耳轮上脚的下1/3处，即对耳轮5区	髋关节疼痛、坐骨神经痛、腰骶部疼痛
坐骨神经（AH_6）	在对耳轮下脚的前2/3处，即对耳轮6区	坐骨神经痛、下肢瘫痪
交感（AH_{6a}）	在对耳轮下脚前端与耳轮内缘交界处，即对耳轮6区前端	自主神经功能疾病及胃肠、心、胆、输尿管等疾病
臀（AH_7）	在对耳轮下脚的后1/3处，即对耳轮7区	坐骨神经痛、臀部疼痛

穴名	定位	主治
腹（AH_8）	在对耳轮前部上 2/5 处，即位于对耳轮 8 区	消化系统、盆腔疾病
腰骶椎（AH_9）	在腹区后方，即对耳轮 9 区	相应部位疾病
胸（AH_{10}）	在对耳轮体前部中 2/5 处，即对耳轮 10 区	相应胸胁部位疾病
胸椎（AH_{11}）	在胸区后方，即对耳轮 11 区	相应部位疾病
颈（AH_{12}）	在对耳轮体前部下 1/5 处，即对耳轮 12 区	落枕等颈项部疾病
颈椎（AH_{13}）	在颈区后方，即对耳轮 13 区	颈椎病等相应部位疾病

（4）三角窝部分区与耳穴（表 6-4）。

三角窝部总计分为 5 区共有 5 穴。

将三角窝由耳轮内缘至对耳轮上、下脚分叉处分为前、中、后三等分，中 1/3 为三角窝 3 区；再将前 1/3 分为上、中、下三等分，上 1/3 为三角窝 1 区，中、下 2/3 为三角窝 2 区；再将后 1/3 分为上、下二等分，上 1/2 为三角窝 4 区，下 1/2 为三角窝 5 区。

表 6-4　三角窝穴位

穴名	定位	主治
角窝上（TF_1）	在三角窝前 1/3 的上部，即三角窝 1 区	高血压
内生殖器（TF_2）	在三角窝前 1/3 的下部，即三角窝 2 区	妇科病、男性病
角窝中（TF_3）	在三角窝中 1/3 处，即三角窝 3 区	哮喘、咳嗽、肝病等
神门（TF_4）	在三角窝后 1/3 的上部，即三角窝 4 区	失眠，多梦，各种痛症，咳嗽，哮喘，眩晕，高血压，过敏性疾病，戒断综合征
盆腔（TF_5）	在三角窝前 1/3 的下部，即三角窝 5 区	盆腔炎、附件炎等盆腔内病症

（5）耳屏部分区与耳穴（表 6-5）。

耳屏部总计分为 4 区共有 9 穴。

耳屏外侧面分为上、下两等分，上部为耳屏 1 区，下部为耳屏 2 区。将耳屏内侧面分上、下两等分，上部为耳屏 3 区，下部为耳屏 4 区。

表 6-5 耳屏穴位

穴名	定位	主治
上屏 （TG₁）	在耳屏外侧面上 1/2 处，即耳屏 1 区	咽炎，单纯性肥胖症
下屏 （TG₂）	在耳屏外侧面下 1/2 处，即耳屏 2 区	鼻炎，单纯性肥胖症
外耳 （TG₁ᵤ）	在屏上切迹前方近耳轮部，即耳屏 1 区上缘处	各类耳病，如耳鸣、眩晕等
屏尖 （TG₁ₚ）	在耳屏游离缘上部尖端，即耳屏 1 区后缘处	五官炎症、痛症
外鼻 （TG₁,₂ᵢ）	在耳屏外侧面中部，即耳屏 1、2 区之间	各类鼻病，如鼻渊等
肾上腺 （TG₂ₚ）	在耳屏游离缘下部尖端，即耳屏 2 区后缘处	低血压、昏厥、休克、炎症、哮喘、过敏性疾病、无脉症等
咽喉 （TG₃）	在耳屏内侧面上 1/2 处，即耳屏 3 区	咽喉肿痛、声音嘶哑、咽炎等
内鼻 （TG₄）	在耳屏内侧面下 1/2 处，即耳屏 4 区	各类鼻病，如鼻渊、鼻塞流涕等
屏间前 （TG₂₁）	在屏间切迹前方耳屏最下部，即耳屏 2 区下缘处	眼病

（6）对耳屏部分区与耳穴（表 6-6）。

对耳屏部总计分为 4 区共有 8 穴。

由对屏尖及对屏尖至轮屏切迹连线之中点，分别向耳垂上线作两条垂线，将对耳屏外侧面及其后部分成前、中、后三区，前为对耳屏 1 区，中为对耳屏 2 区，后为对耳屏 3 区。对耳屏内侧面为对耳屏 4 区。

表 6-6 对耳屏穴位

穴名	定位	主治
额 （AT₁）	在对耳屏外侧面的前部，即对耳屏 1 区	额窦炎，头痛，头晕，失眠，多梦
屏间后 （AT₁₁）	在屏间切迹后方对耳屏前下部，即对耳屏 1 区下缘处	眼病
颞 （AT₂）	在对耳屏外侧面的中部，即对耳屏 2 区	偏头痛
枕 （AT₃）	在对耳屏外侧面的后部，即对耳屏 3 区	头痛，眩晕，哮喘，癫痫，神经衰弱
皮质下 （AT₄）	在对耳屏内侧面，即对耳屏 4 区	痛症，间日疟，神经衰弱，假性近视，胃溃疡，腹泻，高血压病，冠心病，心律失常，失眠，神经衰弱，痛症

续表

穴名	定位	主治
对屏尖（$AT_{1,2,4i}$）	在对耳屏游离缘的尖端，即对耳屏 1、2、4 区交点处	哮喘，腮腺炎，皮肤瘙痒，睾丸炎，附睾炎
缘中（$AT_{2,3,4i}$）	在对耳屏游离缘上，对屏尖与轮屏切迹之中点处，即对耳屏 2、3、4 区交点处	遗尿，内耳眩晕症，功能性子宫出血
脑干（$AT_{3,4i}$）	在轮屏切迹处，即对耳屏 3、4 区之间	头痛，眩晕，假性近视

（7）耳甲部分区与耳穴（表 6-7）。

耳甲部总计分为 18 区共有 21 穴。

将 BC 线前段与耳轮脚下缘间分成三等分，前 1/3 为耳甲 1 区，中 1/3 为耳甲 2 区，后 1/3 为耳甲 3 区。ABC 线前方，耳轮脚消失处为耳甲 4 区。将 AB 线前段与耳轮脚上缘及部分耳轮内缘间分成三等分，后 1/3 为 5 区，中 1/3 为 6 区，前 1/3 为 7 区。

将对耳轮下脚下缘前、中 1/3 交界处与 A 点连线，该线前方的耳甲艇部为耳甲 8 区。将 AB 线前段与对耳轮下脚下缘间耳甲 8 区以后的部分，分为前、后两等分，前 1/2 为耳甲 9 区，后 1/2 为耳甲 10 区。在 AB 线后段上方的耳甲艇部，将耳甲 10 区后缘与 BD 线之间分成上、下两等分，上 1/2 为耳甲 11 区，下 1/2 为耳甲 12 区。由轮屏切迹至 B 点作连线，该线后方、BD 线下方的耳甲腔部为耳甲 13 区。以耳甲腔中央为圆心，圆心与 BC 线间距离的 1/2 为半径作圆，该圆形区域为耳甲 15 区。过 15 区最高点及最低点分别向外耳门后壁作两条切线，切线间为耳甲 16 区。15、16 区周围为耳甲 14 区。将外耳门的最低点与对耳屏耳甲缘中点相连，再将该线下的耳甲腔部分为上、下两等分，上 1/2 为耳甲 17 区，下 1/2 为耳甲 18 区。

表 6-7　耳甲穴位

穴名	定位	主治
口（CO_1）	在耳轮脚下方前 1/3 处，即耳甲 1 区	面瘫，口腔炎，胆囊炎，胆石症，戒断综合征，牙周炎，舌炎
食道（CO_2）	在耳轮脚下方中 1/3 处，即耳甲 2 区	食道炎，食道痉挛
贲门（CO_3）	在耳轮脚下方后 1/3 处，即耳甲 3 区	贲门痉挛，神经性呕吐
胃（CO_4）	在耳轮脚消失处，即耳甲 4 区	胃炎，胃溃疡，失眠，牙痛，消化不良，恶心呕吐
十二指肠（CO_5）	在耳轮脚及部分耳轮与 AB 线之间的后 1/3 处，即耳甲 5 区	十二指肠球部溃疡，胆囊炎，胆石症，幽门痉挛，腹胀，腹泻，腹痛
小肠（CO_6）	在耳轮脚及部分耳轮与 AB 线之间的中 1/3 处，即耳甲 6 区	消化不良，腹痛，心动过速，心律不齐

续表

穴名	定位	主治
大肠（CO_7）	在耳轮脚及部分耳轮与 AB 线之间的前 1/3 处，即耳甲 7 区	腹泻，便秘，痢疾，咳嗽，痤疮
阑尾（$CO_{6,7i}$）	在小肠区与大肠区之间，即耳甲 6、7 区交界处	单纯性阑尾炎，腹泻，腹痛
艇角（CO_8）	在对耳轮下脚下方前部，即耳甲 8 区	前列腺炎，尿道炎
膀胱（CO_9）	在对耳轮下脚下方中部，即耳甲 9 区	膀胱炎，遗尿，尿潴留，腰痛，坐骨神经痛，后头痛
肾（CO_{10}）	在对耳轮下脚下方后部，即耳甲 10 区	腰痛，耳鸣，神经衰弱，水肿，哮喘，遗尿症，月经不调，遗精，阳痿，早泄，眼病，五更泻
输尿管（$CO_{9,10i}$）	在肾区与膀胱区之间，即耳甲 9、10 区交界处	输尿管结石绞痛
胰胆（CO_{11}）	在耳甲艇的后上部，即耳甲 11 区	胆囊炎，胆石症，胆道蛔虫病，偏头痛，带状疱疹，中耳炎，耳鸣，听力减退，胰腺炎，口苦，胁痛
肝（CO_{12}）	在耳甲艇的后下部，即耳甲 12 区	胁痛，眩晕，经前期紧张症，月经不调，更年期综合征，高血压病，假性近视，单纯性青光眼，目赤肿痛
艇中（$CO_{6,10i}$）	在小肠区与肾区之间，即耳甲 6、10 区交界处	腹痛，腹胀，腮腺炎
脾（CO_{13}）	在 BD 线下方，耳甲腔的后上部，即耳甲 13 区	腹胀，腹泻，便秘，食欲不振，功能性子宫出血，白带过多，内耳眩晕症，水肿，痿证，内脏下垂
心（CO_{15}）	在耳甲腔正中凹陷处，即耳甲 15 区	心动过速，心律不齐，心绞痛，无脉症，自汗盗汗，癔病，口舌生疮，心悸怔忡，失眠，健忘
气管（CO_{16}）	在心区与外耳门之间，即耳甲 16 区	咳嗽，气喘，急慢性咽炎
肺（CO_{14}）	在心、气管区周围处，即耳甲 14 区	咳喘，胸闷，声音嘶哑，痤疮，皮肤瘙痒，荨麻疹，扁平疣，便秘，戒断综合征，自汗盗汗，鼻炎
三焦（CO_{17}）	在外耳门后下，肺与内分泌区之间，即耳甲 17 区	便秘，腹胀，水肿，耳鸣，耳聋，糖尿病
内分泌（CO_{18}）	在屏间切迹内，耳甲腔的底部，即耳甲 18 区	痛经，月经不调，更年期综合征，痤疮，间日疟，糖尿病

（8）耳垂部分区与耳穴（表6-8）。

耳垂部总计分为9区共有8穴。

在耳垂上线至耳垂下缘最低点之间划两条等距离平行线，于该平行线上引两条垂直等分线，将耳垂分为9个区。上部由前到后依次为耳垂1区、2区、3区；中部由前到后依次为耳垂4区、5区、6区；下部由前到后依次为耳垂7区、8区、9区。

表6-8　耳垂穴位

穴名	定位	主治
牙（LO_1）	在耳垂正面前上部，即耳垂1区	牙痛，牙周炎，低血压
舌（LO_2）	在耳垂正面中上部，即耳垂2区	舌炎，口腔炎
颌（LO_3）	在耳垂正面后上部，即耳垂3区	牙痛，颞颌关节功能紊乱症
垂前（LO_4）	在耳垂正面前中部，即耳垂4区	神经衰弱，牙痛
眼（LO_5）	在耳垂正面中央部，即耳垂5区	假性近视，目赤肿痛，迎风流泪
内耳（LO_6）	在耳垂正面后中部，即耳垂6区	内耳眩晕症，耳鸣，听力减退
面颊（$LO_{5,6i}$）	在耳垂正面，眼区与内耳区之间，即耳垂5、6区交界处	周围性面瘫，三叉神经痛，痤疮，平疣
扁桃体（$LO_{7,8,9}$）	在耳垂正面下部，即耳垂7、8、9区	扁桃体炎，咽炎

（9）耳背及耳根部分区与耳穴（表6-9）。

耳背及耳根部总计分为5区共有9穴。

分别过对耳轮上、下脚分叉处耳背对应点和轮屏切迹耳背对应点作两条水平线，将耳背分为上、中、下三部，上部为耳背1区，下部为耳背5区，再将中部分为内、中、外三等分，内1/3为耳背2区，中1/3为耳背3区，外1/3为耳背4区。

表6-9　耳背及耳根穴位

穴名	定位	主治
耳背心（P_1）	在耳背上部，即耳背1区	心悸，失眠，多梦
耳背肺（P_2）	在耳背中内部，即耳背2区	咳喘，皮肤瘙痒
耳背脾（P_3）	在耳背中央部，即耳背3区	胃痛，消化不良，食欲不振，腹胀，腹泻
耳背肝（P_4）	在耳背中外部，即耳背4区	胆囊炎，胆石症，胁痛
耳背肾（P_5）	在耳背下部，即耳背5区	头痛，眩晕，神经衰弱
耳背沟（P_s）	在对耳轮沟和对耳轮上、下脚沟处	高血压病，皮肤瘙痒
上耳根（R_1）	在耳郭与头部相连的最上处	鼻衄，哮喘
耳迷根（R_2）	在耳轮脚沟的耳根处	胆囊炎，胆石症，胆道蛔虫病，鼻炎，心动过速，腹痛，腹泻
下耳根（R_3）	在耳郭与头部相连的最下处	低血压，下肢瘫痪

三、耳针操作技术

(一)操作前准备

1. 选穴 根据耳穴选穴原则或采用耳穴探测法进行选穴组方。

2. 消毒 先用2%碘伏消毒耳穴，再用75%乙醇消毒并脱碘，或用络合碘消毒。

(二)刺激方法

1. 毫针刺法

针具选择：选用28～30号粗细的0.5～1寸长的毫针。

操作方法：进针时，押手固定耳郭，刺手持针速刺进针；针刺方向视耳穴所在部位灵活掌握，针刺深度宜0.1～0.3 cm，以不穿透对侧皮肤为度；多用捻转、刮法或震颤法行针，刺激强度视患者病情、体质和敏感性等因素综合决定；得气以热、胀、痛，或局部充血红润为多见；一般留针15～30 min，可间歇行针1～2次。疼痛性或慢性疾病留针时间可适当延长；出针时，押手托住耳背，刺手持针速出，同时用消毒干棉球压迫针孔片刻。

注意事项：同毫针刺法。

2. 电针法

针具选择：选用28～30号粗细的0.5～1寸长的毫针；G6805型电针仪。

操作方法：押手固定耳郭，刺手持针速刺进针；得气后连接电针仪，多选用疏密波、适宜强度，刺激15～20 min；起针时，先取下导线，押手固定耳郭，刺手持针速出，并用消毒干棉球压迫针孔片刻。

注意事项：同电针疗法。

3. 埋针法

针具选择：揿针型皮内针为宜。

操作方法：押手固定耳郭并绷紧欲埋针处皮肤，刺手用镊子夹住皮内针柄，速刺（压）入所选穴位皮内，再用胶布固定并适度按压，可留置1～3天，期间可嘱患者每日自行按压2～3次；起针时轻撕下胶布即可将针一并取出，并再次消毒。两耳穴交替埋针，必要时双耳穴同用。

注意事项：同皮内针疗法。

4. 压籽法

压籽选择：压籽又称压豆或埋豆，以王不留行、磁珠、磁片等为主，或油菜籽、小绿豆、莱菔子等表面光滑、硬度适宜、直径在2 mm左右的球状物为宜，使用前用沸水烫洗后晒干备用。

操作方法：将所选"压豆"贴于0.5 cm×0.5 cm大小的透气胶布中间，医生用镊子将其挟持，敷贴于所选耳穴并适当按揉，以耳穴发热、胀痛为宜；可留置2～4天，期间可嘱患者每日自行按压2～3次。

注意事项：

（1）使用中应防止胶布潮湿或被污染，以免引起皮肤炎症。

（2）个别患者胶布过敏，局部出现红色粟粒样丘疹并伴有痒感，宜改用他法。

（3）孕妇选用本法时刺激宜轻，有流产倾向者慎用。

（4）使用医用磁片注意事项同磁疗法。

5. 温灸法

灸具选择：艾条、灸棒、灯心草、线香等。

操作方法：灯心草灸，即医生手持灯心草，前端露出 1～2 cm，浸蘸香油后点燃，对准耳穴迅速点烫，每次 1～2 穴，两耳交替；艾条或灸棒、线香等灸法操作类似，即将艾条等物点燃后，距欲灸耳穴约 1～2 cm 施灸，以局部红晕或热胀感为宜，持续施灸 3～5 min。

注意事项：同灸法。

6. 刺血法

针具选择：三棱针、粗毫针。

操作方法：针刺前在欲点刺部位的周围向中心处推揉，以使血液聚集；常规消毒后，押手固定耳郭，刺手持针点刺出血；一般点刺 2～3 穴，3～5 次为一个疗程。

注意事项：同三棱针刺法。

7. 按摩法

操作方法：主要包括全耳按摩、手摩耳轮和提捏耳垂。全耳按摩，是用两手掌心依次按摩耳郭前后两侧至耳郭充血发热为止；手摩耳轮，是两手握空拳，以拇食两指沿着外耳轮上下来回按摩至耳轮充血发热为止；提捏耳垂，是用两手由轻到重提捏耳垂。按摩时间以 15～20 min 为宜，双耳充血发热为度。

8. 割治法

针具选择：手术刀片或手术刀。

操作方法：在相应耳穴或曲张的血管处常规消毒后，押手固定耳郭，刺手持手术刀片或手术刀进行轻微的切割，以局部出血为度，最后用消毒干棉球压迫割治部位片刻；一般割治 2～3 穴，3～5 次为一个疗程。

注意事项：同三棱针刺法。

9. 穴位注射法

针具选择：1 ml 注射器和 26 号注射针头。

操作方法：在所选耳穴处常规消毒后，押手固定耳郭，刺手持注射器将按照病情所选用的药物缓慢推入耳穴皮内或皮下 0.1～0.3 ml，耳郭可有红、热、胀、痛等反应；注射完毕用消毒干棉球压迫局部片刻，一般注射 2～3 穴，3～5 次为一个疗程。

注意事项：同穴位注射法。

四、耳针临床应用

（一）辅助诊断

人体疾病的发生，往往会在耳郭的相应部位出现不同的病理反应（阳性反应），如皮肤色泽、形态改变（变形、变色、脱屑、丘疹），局部痛阈降低，耳穴电阻下降等。以上改变可以借助下列检查法加以判定，结合临床症状、体征，从而起到辅助诊断的作用。常用耳穴检查方法如下。

1. 望诊观察法　在自然光线下，肉眼或借助放大镜观察耳郭皮肤有无变色、变形等征象，如脱屑、丘疹、硬结、充血，以及血管形状、颜色的改变等，以确定所在区域与脏腑的关系。

2. 压痛点测定法　围绕全耳或在与疾病相关耳穴的周围，用弹簧探棒等工具以均匀的压力触压耳穴，当触压某穴区时患者出现呼痛或躲闪、皱眉、眨眼等反应，即可确定为压痛敏感。

3. 皮肤电阻测定法　用特制仪器如耳穴探测仪等，依照使用方法测定皮肤电阻、电位、电容等变化；仪器会以蜂鸣或指针等形式显示其异常，提示某穴区有电阻降低、导电增加等异常改变。

（二）适应范围

1. 各种疼痛性病症　如偏头痛、三叉神经痛、肋间神经痛等神经性疼痛；扭伤、挫伤、落枕等外伤性疼痛；各种外科手术所产生的伤口痛；胆绞痛、肾绞痛、心绞痛、胃痛等内脏痛症。

2. 各种炎症性病症　如急性结膜炎、牙周炎、咽喉炎、扁桃体炎、胆囊炎、腮腺炎、支气管炎、风湿性关节炎、面神经炎等。

3. 功能紊乱性病症　如心脏神经官能症、心律不齐、高血压病、多汗症、眩晕症、胃肠神经官能症、月经不调、遗尿、神经衰弱、癔病等。

4. 过敏与变态反应性疾病　如过敏性鼻炎、支气管哮喘、过敏性结肠炎、荨麻疹、过敏性紫癜等。

5. 内分泌代谢性疾病　如单纯性肥胖症、糖尿病、甲状腺功能亢进或低下、绝经期综合征等。

6. 其他　如用于手术麻醉，预防感冒、晕车、晕船，戒烟、戒毒，美容、延缓衰老、防病保健等。

（三）选穴组方原则

1. 辨证取穴　根据中医的脏腑、经络学说辨证选用相关耳穴。如皮肤病，按"肺主皮毛"的理论，选用肺穴；目赤肿痛，按"肝开窍于目"的理论，选用肝穴；骨折的患者，按照"肾主骨"的理论选取肾穴。

2. 对症取穴　即可根据中医理论对症取穴，如耳中与膈相应，可以治疗呃逆，又可凉血清热，用于治疗血证和皮肤病；也可根据现代医学的生理病理知识对症选用有关耳穴，如月经不调选内分泌，神经衰弱选皮质下等。

3. 对应取穴　直接选取发病脏腑器官对应的耳穴。如眼病选眼穴及屏间前、屏间后穴；胃病取胃穴；妇女经带疾病取内分泌穴。

4. 经验取穴　临床医生结合自身经验灵活选穴。如外生殖器穴可以治疗腰腿痛。

（四）处方示例

1. 胃痛　主穴：胃、脾、交感、神门。配穴：胰胆、肝。

2. 头痛　主穴：枕、颞、额、皮质下。配穴：神门、交感。

3. 痛经　主穴：内生殖器、内分泌、神门。配穴：肝、肾、皮质下、交感。

4. 失眠　主穴：神门、内分泌、心、皮质下。配穴：胃、脾、肝、肾、胰胆。

5. 哮喘　主穴：肺、肾上腺、交感。配穴：神门、内分泌、气管、肾、大肠。

6. 荨麻疹　主穴：肺、肾上腺、风溪、耳中。配穴：神门、脾、肝。

7. 痤疮　主穴：耳尖、内分泌、肺、脾、肾上腺、面颊。配穴：心、大肠、神门。

8. 内耳眩晕症　主穴：内耳、外耳、肾、脑干。配穴：枕、皮质下、神门、三焦。

9. 近视眼　主穴：眼、肝、脾、肾。配穴：屏间前、屏间后。

10. 戒烟　主穴：神门、肺、胃、口。配穴：皮质下、内分泌。

五、注意事项

（1）严格消毒，防止感染；埋针法不宜留置过久。

（2）耳穴多左右两侧交替使用。

（3）耳针治疗亦可发生晕针，应注意预防并及时处理。

（4）有习惯性流产史的孕妇应禁针。

（5）患有严重器质性病变和伴有高度贫血者不宜针刺，对年老体弱的高血压病患者不宜行强刺激法。

（6）凝血机制障碍患者禁用耳穴刺血法。

（7）脓肿、溃破、冻疮局部的耳穴禁用耳针。

（8）耳穴压丸、耳穴埋针留置期间应防止胶布过敏、脱落或污染等情况的发生。

（9）对运动障碍性的疾病，结合运动针法有助于提高疗效。

（10）耳穴放血割治时，医者应尽量避免接触患者血液。

第七章 头针技术

头针，又称头皮针，是指采用毫针或其他针具在头部特定穴线进行刺激，以达到防治疾病目的的一种方法。

头针是在传统针灸理论基础上发展起来的，早在两千多年前的《黄帝内经·素问·骨空论》篇中就有"头痛，身重，恶寒，治在风府"的记载，说明古人早就有运用头部腧穴治疗全身疾病的经验。此外，《灵枢·邪气藏府病形》中记载"十二经脉，三百六十五络，其经气皆上于面而走空窍"，这里的空窍就包括颅腔和脑髓。在十二经脉中，上行于头部发际区的阳经经脉有足三阳经与手少阳经，六阴经中有足厥阴肝经，奇经八脉中有督脉、阳跷脉和阳维脉直接循行到头部。除经络学说外，头针发挥作用的理论基础还包括神经学说和生物全息学说，神经学说认为头皮刺激的部位主要根据大脑皮质功能定位来确定的，生物全息学说则认为人的头顶部有一个人体缩影，大脑皮质的功能中枢也可以看成是全息胚，头穴线可看作是全息胚上的全息穴位。

一、标准头穴线的定位和主治（图 7-1～图 7-4，表 7-1～表 7-4）

标准头穴线均位于头皮部位，按颅骨的解剖名称分额区、顶区、颞区、枕区四个区，14 条标准线（左侧、右侧、中央共 25 条）。兹将定位及主治分述如下。

表 7-1　额区

穴名	定位	主治
额中线 （MS1）	从督脉神庭穴向前引一条长 1 寸的线	头痛、强笑、自哭、失眠、健忘、多梦、癫狂痫、鼻病等
额旁 1 线（MS2）	从膀胱经眉冲穴向前引一条长 1 寸的线	冠心病、心绞痛、支气管哮喘、支气管炎、失眠等上焦病证
额旁 2 线（MS3）	从胆经头临泣穴向前引一条长 1 寸的线	急慢性胃炎、胃十二指肠溃疡、肝胆疾病等中焦病证
额旁 3 线（MS4）	从胃经头维穴内侧 0.75 寸起向下引一条长 1 寸的线（图 7-1）	功能性子宫出血、阳痿、遗精、子宫脱垂、尿频、尿急等下焦病证

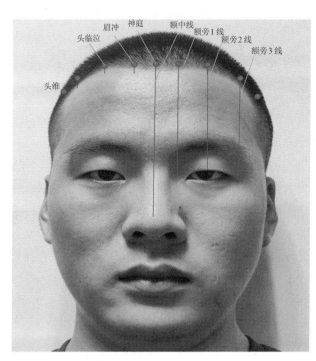

图 7-1　额区

表 7-2　顶区

穴名	定位	主治
顶中线（MS5）	在头顶部，督脉百会穴至前顶穴之间的连线	腰腿足病证如瘫痪、麻木、疼痛、皮质性多尿、小儿夜尿、脱肛、胃下垂、子宫脱垂、高血压、头顶痛等
顶颞前斜线（MS6）	在头部侧面，从督脉前顶穴至胆经悬厘穴的连线	对侧肢体中枢性运动功能障碍。将全线分5等分，上1/5治疗对侧下肢中枢性瘫痪，中2/5治疗对侧上肢中枢性瘫痪，下2/5治疗对侧中枢性瘫痪、运动性失语、流涎、脑动脉硬化等
顶颞后斜线（MS7）	在头部侧面，从督脉百会穴至胆经曲鬓穴的连线	对侧肢体中枢性感觉障碍。将全线分5等分，上1/5治疗对侧下肢感觉异常，中2/5治疗对侧上肢感觉异常，下2/5治疗对侧头面部感觉异常
顶旁1线（MS8）	在头顶部，督脉旁1.5寸，从膀胱经承光穴向后引一条长1.5寸的线	腰腿足病证，如瘫痪、麻木、疼痛等
顶旁2线（MS9）	在头顶部，督脉旁开2.25寸，从胆经正营穴向后引一条长1.5寸的线到承灵穴	肩、臂、手病证，如瘫痪、麻木、疼痛等

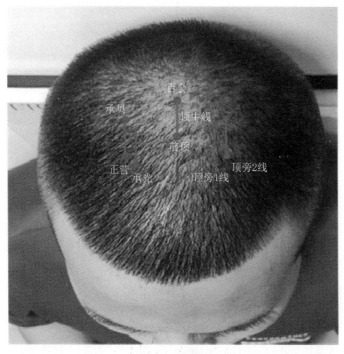

图 7-2 顶区

表 7-3 颞区

穴名	定位	主治
颞前线 （MS10）	在头部侧面，颞部两鬓内，胆经颔厌穴与悬厘穴的连线	偏头痛、运动性失语、周围型面神经麻痹及口腔疾病等
颞后线（MS11）	在头部侧面，颞部耳上方，胆经率谷穴与曲鬓穴的连线	偏头痛、眩晕、耳聋、耳鸣等

表 7-4 枕区

穴名	定位	主治
枕上正中线（MS12）	在枕部，即督脉强间穴至脑户穴之间的一条长 1.5 寸的线	眼病
枕上旁线（MS13）	在枕部，由枕外粗隆督脉脑户穴旁开0.5 寸起，向上引一条长 1.5 寸的线	皮质性视力障碍、白内障、近视眼、目赤肿痛等眼病
枕下旁线（MS14）	在枕部，从膀胱经至玉枕穴向下引一条长 2 寸的线	小脑疾病引起的平衡障碍、后头痛、腰背两侧痛

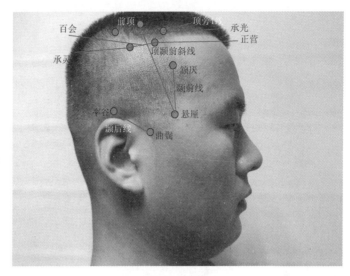

图 7-3　颞区

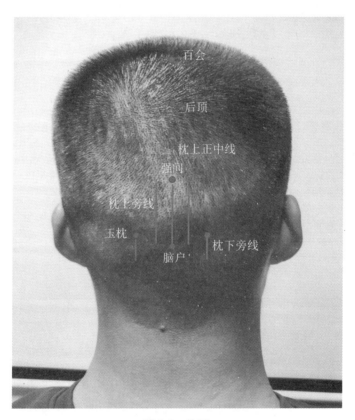

图 7-4　枕区

二、操作方法

(一) 施术前准备

(1) 根据病情选定不同头针穴线，并选择不同型号的毫针，一般选用 28～30 号长 1.5～3 寸的一次性毫针，应注意观察针具，确保针身光滑、无锈蚀和折痕，针柄牢固，针尖锐利，无倒钩。

(2) 取患者舒适、医者便于操作的体位，一般取正坐位，对于体弱或不能正坐者，可采取半坐卧位或仰卧位。应注意环境清洁卫生，避免污染。针刺前，暴露头皮，分开局部头发，便于正确取穴的同时防止针尖刺入发囊引起疼痛。若患者针刺局部有感染或瘢痕，要避开该处针刺。

(3) 术者双手应清洗干净后用 75％乙醇消毒棉球擦拭，并使用消毒棉球或棉签在施术部位由中心向外环形擦拭。

(二) 施术方法

1. 进针　可采用指切进针、捻转进针或快速进针法。指切进针是用左手拇指的指甲抵住头穴，右手持针，针尖紧靠指甲缘，迅速刺入皮下。捻转进针时用右手持针，稍微用力，缓慢捻转进针，捻转角度在 45°以内，拇指向前后均匀捻转，在捻转的同时进针。快速进针是指进针时，针体与头皮呈 30°夹角，快速将针刺入头皮下，当针尖达到帽状腱膜下层时，指下感到阻力减小，然后使针与头皮平行，继续捻转进针。根据不同穴区可刺入相应深度，一般情况下，针刺入帽状腱膜下层后，使针体平卧，进针 3 cm 左右为宜。

2. 行针　常用的行针手法包括捻转、提插和弹拨针柄。捻转法要求快速捻转不提插，在操作时，术者肩、肘、腕关节和拇指固定不动，以保持毫针相对固定。食指第一、二节呈半屈曲状，用食指第一节的桡侧面与拇指第一节的掌侧面持住针柄，然后食指掌指关节作屈伸运动，使针身左右旋转，捻转速度每分钟 200 次左右。进针后持续捻转 2～3 min。提插法在操作时可将针向内推进 3 cm 左右，保持针体平卧，用拇、食指紧捏针柄，进行提插，指力应均匀一致，幅度不宜过大，如此反复操作，持续 3～5 min 左右。弹拨法是指对于无法耐受强刺激的患者，在留针期间，术者可用手指弹拨针柄，力度和速度均以适中为佳。

3. 留针　留针包括静留针和动留针。静留针是指在留针期间不再施行任何针刺手法，让针体稳定留置于头皮内，留针时间一般为 15～30 min。对于症状严重、病情复杂、病程绵长者，可留针 2 h 以上。动留针是指在留针期间，施行一定的针刺手法以加强刺激，30 min 内一般行针 2～3 次，每次 2 min 左右。

4. 起针　刺手夹持针柄轻轻捻转松动针身，押手固定穴区周围头皮，如针下无紧涩感，可快速抽拔出针，也可缓慢出针。出针后需用消毒干棉球按压针孔片刻，以防出血。

三、临床应用

1. 中枢神经系统疾患 脑血管疾病所致偏瘫、失语、假性延髓麻痹，小儿神经发育不全和脑性瘫痪，颅脑外伤后遗症，脑炎后遗症，以及癫痫、舞蹈病和帕金森病等。

2. 精神疾患 精神分裂症、癔症、考场综合征、抑郁症等。

3. 疼痛和感觉异常等病证 头痛、三叉神经痛、颈项痛、肩痛、腰背痛、坐骨神经痛、胆绞痛、胃痛、痛经等各种急慢性疼痛病证，以及肢体远端麻木、皮肤瘙痒症等病证。

4. 皮质内脏功能失调所致疾患 高血压、冠心病、溃疡病、性功能障碍和月经不调，以及神经性呕吐、功能性腹泻等。

四、注意事项

（1）因为头部有毛发，故必须严格消毒，以防感染。

（2）由于头针的刺激较强，刺激时间较长，医者必须注意观察患者表情，以防晕针。

（3）凡有严重心脏病、重度糖尿病、高热、急性炎症和心力衰竭时，禁用头针治疗。头部颅骨有缺损处、开放性脑损伤部位、头部严重感染、溃疡、瘢痕部位及婴儿囟门未闭者，禁用头针治疗。

（4）中风患者，如脑出血急性期，有昏迷、血压过高时，暂不宜用头针治疗，须待血压和病情稳定后方可做头针治疗。如因脑血栓形成引起偏瘫者，宜及早采用头针治疗。

（5）由于头皮血管丰富，容易出血，故出针时必须用干棉球按压针孔 1～2 min。

（6）头发较密部位常易遗忘所刺入的毫针，起针时需反复核查针数。

（7）头针长时间留针，并不影响肢体活动，在留针期间可嘱患者配合运动，以提高临床疗效。

（8）头穴标准线上除用毫针刺激外，尚可配合电针、艾灸、按压等法进行施治。

第八章 眼针技术

眼针是通过在眼眶内外特定的穴区进行针刺等刺激，以治疗全身疾病的一种针灸疗法。眼针由著名的针灸学家彭静山教授根据《黄帝内经》及《证治准绳》中所记载经络、脏腑与眼的关系，结合自己临床实践及思考，于20世纪70年代首创。

眼与五脏都有密切关系，如《素问·五脏生成篇》中言："诸脉者，皆属于目。"《素问·金匮真言论》中记载："东方青色，入通于肝，开窍于目，藏精于肝。"宋代以后，眼科将眼睛分为五轮八廓。五轮即风轮、血轮、肉轮、气轮和水轮。肉轮指上下眼皮部位，属脾；血轮指两眦血络，属心；气轮指白睛，属肺；风轮指黑睛，属肝；水轮指瞳孔，属肾。八廓是指将眼睛划分为八个部位，分别命名为水廓、风廓、天廓、火廓、雷廓、山廓、泽廓和地廓。王肯堂在《证治准绳》中指出了八卦的方位与脏腑的关系，以此为基础可以对眼睛进行穴区划分。

一、穴区的划分及主治

（一）眼针穴区的划分

《素问·阴阳离合论》曰："圣人南面而立。"在进行穴区划分时，人也是面对南方再仰卧，此时头向北，脚向南。双眼平视正前方，经瞳孔分别作一条水平线和垂直线，即出现正北、正东、正南、正西四条线，眼睛也被分成四个象限。再经过瞳孔作这四个区域的平分线，就又出现东北、东南、西南和西北四条线。以上8条线代表了8个方向，为分区定位线。

再将每两条方向线之间的夹角平分，就又出现八条角分线，延伸过眼眶后将眼睛分为16等份。以之前的8条分区定位线为中心，每两条角分线之间的区域为眼区，共有8个区。

再根据八区的方位与八卦相配，西北为乾，正北为坎，东北为艮，正东为震，东南为巽，正南为离，西南为坤，正西为兑。为便于记忆，我们用数字代替八卦，以乾为始，依次为1、2、3、4、5、6、7、8区。

乾为天属金（1区），坎为水（2区），艮为山属土（3区），震为雷属木（4区），巽为风属木（5区），离为火（6区），坤为地属土（7区），兑为泽属金（8区）。在五脏六腑中，肺和大肠属金，故划入1区；肾和膀胱属水，划入2区；肝和胆属木，划入4区；心和小肠属火，划入6区；脾和胃属土，划入7区；山高于水平面，故将上焦划入3区；泽低于水平面，则将下焦划入8区；而风平于地面，故中焦归于5区。此即为八区十三穴（图8-1，表8-1）。

右眼的穴位分区与左眼对称，但左眼为顺时针方向，而右眼为逆时针方向。

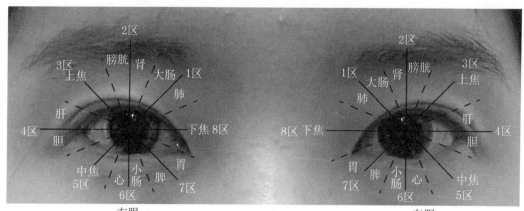

右眼　　　　　　　　　　　　　　　左眼

图 8-1　眼区分区及穴位

表 8-1　八区十三穴的对应关系

分区	1	2	3	4	5	6	7	8
八卦	乾	坎	艮	震	巽	离	坤	兑
五行	金	水	土	木	木	火	土	金
脏腑	肺/大肠	肾/膀胱	上焦	肝/胆	中焦	心/小肠	脾/胃	下焦

（二）眼区穴位主治

眼针的穴位都在眼眶缘内或距离眶内缘 2 mm 以内的眶缘上。

1. 肺区穴　在瞳孔内上方，入肺经，具有宣肺解表，止咳平喘的作用，主治感冒、咽痛、咳嗽、胸痛、咯血、皮疹等。

2. 大肠区穴　在瞳孔内上方，入大肠经，具有清热祛风、通便止泻的作用，主治腹痛、泄泻、便秘、痔疮、便血等。

3. 肾区穴　在瞳孔上方偏内侧，入肾经，具有补肾益精、利水消肿等作用，主治头痛、中风、腰痛、水肿、遗精、痛经、月经不调等。

4. 膀胱区穴　在瞳孔上方偏外侧，入膀胱经，具有清热利水、通络止痛的作用，主治癃闭、遗尿、小便失禁、水肿、耳鸣耳聋、坐骨神经痛等。

5. 上焦区穴　在瞳孔外上方，入三焦经，具有通利三焦、通经止痛等作用，主治头痛、痹证、痿证、肢麻、肢痛、面瘫、面痛等。

6. 肝区穴　在瞳孔的外方偏上，入肝经，具有疏肝理气、息风明目等作用，主治中风、眩晕、痉病、癫痫、黄疸、胁痛、贫血、月经不调、眼病等。

7. 胆区穴　在瞳孔外方偏下，入胆经，具有疏肝利胆、通络止痛的作用，主治头痛、眩晕、胁痛、腹痛、黄疸、恐惧、不寐、口苦等。

8. 中焦区穴　在瞳孔外下方，入三焦经，具有升清降浊、疏肝利胆、理脾和胃的作用，主治胃痛、腹痛、腹胀、恶心、呕吐、呃逆、厌食等。

9. 心区穴 在瞳孔下方偏外侧，入心经，具有镇静宁心、养血安神等作用，主治心悸、怔忡、胸闷、胸痛、不寐、癫狂、舌疮、腹泻、消瘦等。

10. 小肠区穴 在瞳孔下方偏内侧，入小肠经，具有消积化食、泌别清浊的作用，主治腹痛、腹泻、消瘦、口疮、心悸、癫狂等。

11. 脾区穴 在瞳孔内下方，入脾经，具有补中益气、健脾祛湿等作用，主治水肿、泄泻、胃痛、呕吐、呃逆、吐血、衄血、便秘、崩漏等。

12. 胃区穴 在瞳孔内下方，入胃经，具有健脾和胃、降逆止呕等作用，主治胃痛、嘈杂、呕吐、呃逆、泄泻、便秘、口臭、牙痛等。

13. 下焦区穴 在瞳孔内侧，入三焦经，具有通利下焦、填精补髓等作用，主治腰痛、小腹痛、遗精、阳痿、不孕、不育、月经不调、水肿、痔疮等。

二、取穴原则

眼针的取穴原则是以脏腑经络辨证为基础的。

（一）循经取穴

以经络学说为依据，根据经络辨证病变属于何经脉进行取穴。如腰椎间盘突出症表现为腰侧、臀部及下肢后侧放射痛，属膀胱经，眼针穴区则属于膀胱区。如上牙痛，根据经络辨证当属于胃经，眼针穴区则属于胃区。

（二）脏腑辨证取穴

根据脏腑辨证病变在何脏腑来取穴。如失眠患者属于心肾不交者取心区、肾区。舌痛属于心火上犯，眼针穴区则取心区。

（三）三焦辨证取穴

根据病变部位所属三焦区域进行取穴，如精神神志疾患，头面五官、上焦、胸部疾病可以选上焦区；脾胃、肝胆病可以取中焦；生殖泌尿系统疾病、腰骶疼痛、腿膝足病变可以选下焦区。

（四）观眼取穴

这种方法是观察患者的白睛，选择脉络的形状和颜色变化最明显的穴区。

三、观眼诊病的规律

（一）观察方法

医生洗净双手，先看左眼，后看右眼。让患者放松眼皮，用拇指、食指扒开，让患者眼球向鼻梁方向转，由1区可以看到6区，然后再让患者眼球向目外眦方向转，则由6区看到8区。哪一穴区出现络脉，需要仔细观察。双目看完，需1～2 min。

（二）络脉的形状

1. 曲张或怒张 络脉出现曲张，由根部向中间转折曲张，甚至怒张。表示病势较重。

2. 根部粗大 白睛边缘处络脉粗大，向前逐渐变细。多属于顽固性疾病。

3. 分岔较多 表示病势不稳定，容易发生变化。

4. 延伸 络脉由某一区传至另一区，表示疾病有传变或者疾病由一经或一区开始，发展到另一经或另一区。

5. 模糊一小片 多发生在肝、胆区。

6. 隆起一条 多属于六腑疾病。

7. 垂露 白睛络脉下端像垂着一颗露水珠似的。如见于胃肠，多属虫积。见于他经，多属郁证。

8. 离断 延伸的络脉在某一部位突然中断或被瘀血点分开，提示该部位血液循环发生障碍。

9. 黑圈 脉络上出现比垂露稍大的黑色圆圈，提示该部位有瘀血，甚或有肿块。

10. 贯瞳 脉络延伸进入黑睛，或穿过黑睛，俗称赤脉贯瞳。赤脉数量越多说明疾病越严重，可见于淋巴系统疾病。

（三）络脉的颜色

白睛上络脉的色泽，一般多为红色，但又有浓淡明暗之分。从色泽的不同可以看出疾病病程的长短，寒热虚实，预后转归，病情变化等。可用来协助疾病的诊断及疗效的观察。

1. 鲜红 络脉鲜红，为新病，属于实热，说明病势正在发展。

2. 紫红 络脉紫红，病为热盛。

3. 深红 络脉深红，表示热病且病势加重。

4. 红中带黑 络脉红中带黑，表示热病入里。

5. 红中带黄 络脉红中带黄，表示病势减轻。

6. 络脉淡黄 络脉颜色淡黄，表示病势将愈。

7. 络脉浅淡 络脉的颜色浅淡是气血不足或气血凝滞的表现，表示虚证或寒证。

8. 络脉暗灰 络脉暗灰，表示为陈旧性病灶。如由暗灰转为淡红，则为旧病复发的征兆。

四、操作方法

操作方法

眼针的针刺方法较多，但最基本的针刺方法是眶内直刺法和眶外斜刺法，适用于一切病证。

1. 针具 选29～33号，0.5～1寸的一次性毫针，最为合适。

2. 体位 取患者舒适，且医生便于取穴操作的卧位或坐位。

3. 选穴 一般选患侧穴位，每侧选穴不超过2个穴位。

4. 消毒 穴区局部碘伏消毒。医生手指消毒。

5. 进针 医生左手拇指、食指轻压眼球，使眼睑皮肤绷紧，右手持针在眶缘处迅速准确刺入，可直刺或斜刺。

（1）眶内直刺法：以押手固定眼球，持针在紧贴眼眶内缘的穴区，垂直进针 0.5 寸。

（2）眶外平刺法：持针在距眼眶内缘 2 mm 的穴区部位，进行平刺操作，刺入真皮，达至皮下组织，进针 0.5 寸，保持针体处于该穴区内。

（3）点刺法：以押手固定眼睑，使之紧绷，持针在眼睑部穴区轻轻点刺 5～7 次，以不出血为度。

（4）双刺法：无论采取眶内直刺或眶外平刺法，当刺入一针后，在其所处的穴区内，紧贴着针体旁，按同一方向，再刺入一针，均进入 0.5 寸。

（5）眶内外合刺法：于同一穴区内，在眶内、眶外各刺一针，均进入 0.5 寸。

（6）压穴法：于所选取的穴区内，使用点穴棒、三棱针柄等，按压眼眶内缘，以局部产生酸、麻、胀感为度，持续按压 15～30 min。

（7）埋针法：于所选的穴位内，用皮内针，埋在距眼眶内缘 2 mm 的眼眶部位，用胶布固定。

针刺上眶时，针尖可向上，针体与水平线呈 45°；针刺下框时，针体与眼眶垂直。深度以达到眼眶骨膜并有得气感为度。

6. 行针、留针 一般不行针，有时为了加强疗效或调节针感，可配合刮法，或配合运动疗法。留针时间一般以 10 min 为宜，最多不能超过 20 min。

7. 出针 左手把消毒干棉球轻压在针尖旁，右手缓慢将针拔出，并及时用干棉球按压针孔约 3 min，以防出血。

五、临床应用

眼针适应证广泛，可涉及内、外、妇、儿、骨伤、五官等科病证。急性病证疗效尤为明显。

（一）内科

中风病、头痛、失眠、眩晕、面瘫、高血压、抑郁症、三叉神经痛、支气管哮喘、胆囊炎、急性胃肠炎、胆道蛔虫病、面肌痉挛、癫痫、溃疡性结肠炎。

（二）痛证

眼针对于各种急慢性痛证具有较好的镇痛作用，特别是对于急性痛证可以达到较快的镇痛效果。如急性腰扭伤、肾绞痛、胆绞痛、关节扭伤、关节炎、痛经、牙痛、咽喉肿痛等。

（三）骨伤科

颈椎病、肩周炎、急性腰扭伤、腰椎间盘突出症、坐骨神经痛、落枕等。

（四）妇科

痛经、月经不调等。

（五）皮肤科

黄褐斑、蝴蝶斑、痤疮、带状疱疹等。

（六）外科

肾结石、胆结石、血栓性闭塞性脉管炎等。

（七）五官科

突发性耳聋、中心性视网膜炎、近视、眼肌麻痹、弱视等。

六、注意事项

（1）留针时间不宜过久，避免出现皮下出血。

（2）脑出血者在急性期慎用。

（3）有出血倾向者，禁用。

（4）神志障碍，震颤不已、躁动不安不配合者禁用。

（5）传染病患者禁用。

（6）眼睑肥厚者或有瘢痕者禁用。

（7）孕妇及新产后慎用。

第九章　针刀技术

　　针刀是以针刺的方式进入人体，并能够完成穿刺、切开、剥离等操作的一系列治疗器械。针刀采用不锈钢制成，分为针刃、针体和针柄三部分，针刃为最前端的平刃，用来刺入人体，针体为直径 1 mm 的圆柱体，针柄位于针体尾端，可用于调整针刃方向。针刀疗法是在传统针灸技术的基础上融合了现代医学知识发展而成的新疗法，由朱汉章教授首创。针刀疗法的优点是治疗过程操作简单，不受任何环境和条件的限制。治疗时切口小，不用缝合，对人体组织的损伤也小，且不易引起感染，无不良反应，患者也无明显痛苦和恐惧感，术后无需休息，治疗时间短，疗程短，患者易于接受。

　　针刀的本质是微创的软组织松解术，其治疗原理主要是通过在非直视条件下进行的闭合性松解术，切开瘢痕、分离粘连与挛缩、疏通堵塞，从而破坏疾病的病理构架，恢复软组织和骨关节的力平衡，使疾病得以治愈。同时针刀还可以发挥刺激穴位、疏通经络、调节人体气血的作用。包括四大基础理论：闭合性手术理论，慢性软组织损伤的病因病理学理论，骨质增生新的病因学理论，脊柱区带病因学及人体存在庞大的电生理线路的理论。

　　针刀闭合性手术是针刀医学的一个主要治疗方法，所谓针刀闭合性手术，是指针刀治疗是在盲视下进行的，针刀通过体表针孔大小的创口，沿特定入路使针刀刀刃到达体内的特定治疗部位，进行松解剥离等操作以达到治疗目的。在进行针刀闭合性手术时，施术者看不到刀刃松解剥离的特定治疗部位。针刀医学将人体慢性软组织损伤的病程看作一个整体，而将这个病程中的各个阶段看作整体病程中的一部分，具体包括人体是力学结构的整体、弓弦力学系统是人体整体力学系统的形态学基础及人体慢性软组织损伤的整体病理构架——网眼理论。针刀医学认为骨质增生的根本病因是人体内力学状态的异常变化——人体内力平衡失调，其基本内容如下：力学因素在人体生命活动中的重要作用和力学因素失调对生命活动的影响；人体对体内外力学状态变化的适应和调节；人体对软组织力学状态异常变化做出的对抗性调节的结果——骨质增生；这种适应性改变的三个阶段是硬化、钙化和骨化。脊柱区带内的软组织极容易劳损，根据慢性软组织损伤的病因病理的理论可知，在损伤后的自我修复过程中形成新的病理因素，即粘连、瘢痕、挛缩、堵塞，这四大病理因素在适当的深度和部位即有可能卡压、牵拉区带内的神经末梢，造成这些神经末梢功能障碍，这些功能障碍通过和内脏自主神经相连接的通道，直接影响内脏器官的功能，影响自主神经功能的实质就是自主神经电流量的变化，另外如果这四大病理因素发生在某一脏器的电生理线路上，使电生理线路上的电流值发生变化，那将直接影响内脏的功能。

一、操作方法

（一）施术前准备

1. 刀具选择　根据治疗点，选用适宜的针刀，所选刀具应光滑、无锈蚀，刀刃应锐利、无卷刃，刀柄应牢固、无松动。

2. 部位选择　根据病情，选择相应针刀治疗点。如各种慢性软组织损伤性疾病，选取损伤部位相应肌肉、韧带、筋膜在骨面起止点的体表投影点；神经卡压综合征，选取卡压部位叩击试验（Tinel 征）阳性点旁开 0.5 cm 处；脊柱相关性疾病，选取相应脊柱棘突、棘间、两侧关节突关节囊及横突部位的体表投影点。

3. 体位选择　根据病情，选择医者便于操作、患者适宜的体位，主要有仰卧位、俯卧位、侧卧位和坐位。

4. 环境要求　应建立针刀专用治疗室并定期进行环境消毒，宜使用紫外线消毒法或臭氧消毒法。工作人员应按规定着装，戴一次性口罩和手术帽。

5. 消毒　术野皮肤消毒：部位消毒，选好治疗点后做好记号，以记号为中心，用 0.5% 碘伏纱块或棉球逐渐向周围涂擦，消毒范围应超过治疗点 5 cm。之后，铺无菌洞巾，治疗点应在洞巾中间。术者消毒：医者戴一次性口罩、手术帽，双手清洗干净后戴无菌手套。

6. 局部浸润麻醉　为消除患者的不适和疼痛，针刀治疗前要实施麻醉。每个针刀治疗点注射 1% 利多卡因注射液 1 ml，每人每次利多卡因用量控制在 100 mg 以内。

（二）施术方法

1. 持针刀姿势　术者以食指和拇指捏住针刀柄，针柄和针刃在同一平面内，针柄的方向即刀口线的方向。中指在针刀体的中上部位托住针体，作为杠杆的支点，辅助调整针刺角度。无名指和小指置于施术部位的皮肤上，作为针刀在刺入时的一个支撑点，以控制针刀刺入的深度。对于长型号针刀，在持针时，要用左右拇指和食指捏紧针刀体的下部，起到扶持和控制的作用，防止针体因为用力推进而发生变形或方向的改变。

2. 针刀进针规程

定点：在确定病变部位、准确掌握该处的解剖结构后，在进针刀部位用记号笔做一标记。

定向：将刀刃压在进针刀点上，刀口线与重要血管、神经及肌腱走行方向平行。

加压分离：进针时，左手拇指下压进针点皮肤，稍用力拨动，将浅层神经和血管分离在刀刃两侧。

刺入：右手持针刀紧贴左手拇指甲面，稍用力下压，快速刺破皮肤，匀速推进，到达病灶部位，再根据需要施行手术方法进行治疗。

3. 常用针刀手术入路

针刀入皮法：定点并将刀口线放好后，给刀刃施加一定的压力，以不刺破皮肤且

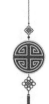

体表形成线形凹陷为度，此法可将刀刃下的神经、血管推挤到刀刃两侧，此时再刺入皮肤，可有效避开浅层神经和血管。

按骨性标志的手术入路：有按骨突标志如舟骨结节、豌豆骨、肋骨标志的手术入路，也有以横突或关节突关节为依据的手术入路，其原则是针刃不离骨以保证安全。

按肌性标志的手术入路：此种进针方法的目的是松解浅表的韧带及肌腱，以体表可以看到或触及的肌肉轮廓和韧带来确定进针点。

以局部病变点为标志的手术入路：以病变局部的条索、硬结、压痛点为进针点参考。

4. 常用针刀刀法

纵行疏通法：针刀体以皮肤为中心，刀口线与治疗部位神经、血管、肌纤维、韧带等走向平行，刀刃端在体内沿刀口线方向做纵向运动。

横行剥离法：针刀体以皮肤为中心，刀口线与肌肉、韧带等走向平行，快速刺入皮肤直达病灶后，刀刃端在体内垂直刀口线方向做横向运动。这种方法经常与纵行疏通法结合使用，简称纵梳横剥法。

提插切割法：刀刃到达病变部位以后，切割第 1 刀，然后针刀上提 0.5 cm，再向下插入，切割第 2 刀，如此提插 3 刀为宜。

骨面铲剥法：针刀到达骨面，刀刃沿骨面或骨嵴将粘连的组织从骨面上铲开，感觉针刀下有松动感时为度。

通透剥离法：针刀刺破囊壁，经过囊内，刺破对侧囊壁。

注射松解剥离法：应用注射针刀，在针刀刺入过程中注射麻药。

5. 出针刀 出针刀时，宜快速将针刀取出，压迫止血 3 min，用无菌敷料或创可贴覆盖针刀施术部位。

（三）施术后处理

针刀术后患者卧床 30 min，防止施术部位出血。密切观察患者生命体征，如出现异常变化，及时对症处理。针刀术后施术部位保持清洁、干燥，防止局部感染，24 小时后去除无菌敷料或创可贴。

二、临床应用

针刀疗法具有穿刺、切割、剥离、刺激等作用，能够间接降低组织内压、解除神经卡压、促进局部微循环、调整骨关节平衡，适用于以下病证的治疗。

（1）各种软组织损伤性疾病如项韧带损伤、肩胛提肌损伤、肩周炎、冈上肌损伤、肱骨外上髁炎、菱形肌损伤、第三腰椎横突综合征、梨状肌损伤、坐骨结节滑囊炎、髌韧带损伤、陈旧性踝关节扭伤、足跟痛等。

（2）骨关节疾病如颈椎病、腰椎病、骨性关节炎、股骨头无菌性坏死（早期）、脊柱关节病、类风湿性关节炎等。

（3）周围神经疾病如面肌痉挛、神经卡压综合征、带状疱疹后遗症等。

（4）内科疾病如中风后遗症、慢性胃炎、慢性支气管炎等。

（5）妇科及儿科疾病如痛经、慢性盆腔炎、小儿先天性斜颈、小儿膝外翻等。

（6）其他疾病如痔疮、痤疮、鸡眼等。

三、注意事项

除遵循针灸施术的注意事项外，运用针刀疗法还应注意以下几点。

（1）严格掌握禁忌证：凝血机制异常者；施术部位有红肿、灼热、皮肤感染、肌肉坏死或在深部有脓肿者；心、脑、肾脏衰竭者；患有糖尿病、皮肤破溃不易愈合者；患有高血压病并且血压不易控制者；患有严重的代谢疾病，如肝硬化、活动性结核患者。

（2）熟练掌握施术部位的解剖：要深入了解和熟练掌握针刀施术处的解剖特点、动态改变，主要血管、神经的体表投影，体表标志和体内标志。在胸背部、锁骨上需要避免刺入胸膜腔；在颈部、腰部及四肢要注意不要损伤大血管、神经干及内脏器官。

（3）严格无菌操作：要求所有物品必须达到高压灭菌的要求。消毒要正规，操作要符合无菌规范。

（4）患者精神紧张、劳累后或饥饿时，妇女月经期、妊娠期及产后，瘢痕体质者慎用本疗法。

（5）针刀治疗部位有毛发者宜备皮。

第十章　穴位注射

　　穴位注射疗法是一种利用针刺作用和药物作用相结合来治疗疾病的方法，可根据所患疾病按照穴位的治疗作用和药物的药理性能，选择相应的腧穴和药物，发挥其综合效应，达到治疗疾病的目的。

　　穴位注射疗法初创于 20 世纪 50 年代。在巴甫洛夫的神经反射学说指导下，经国内一部分针灸工作者逐步探索，由神经封闭疗法到神经注射，进而发展成为穴位注射。20 世纪 60 年代，穴位注射疗法得到推广和应用，应用药物的数量和治疗疾病的范围逐步扩大。20 世纪 70 年代，穴位注射疗法已在临床各科，如内、外、妇、儿、皮肤等科广泛应用，治疗疾病百余种，所用腧穴遍及全身，并扩展到耳穴，选用的药物开始尝试对症用药，并采用各种中西制剂。20 世纪 70 年代以后，穴位注射疗法不仅在临床得到广泛应用，许多专家、学者及临床工作者，对其进行更系统的理论研究，并采用先进的科学实验手段进行现代研究。如今，它已成为针灸临床不可缺少的、有较好疗效的、颇受欢迎的治疗方法。穴位注射疗法历经了半个世纪，从初创推广应用到系统总结，不断得到完善，具有操作简便、施治安全、节约药物、效果明显等显著特点。

一、器具及药物选择

（一）器具

　　根据病情和操作部位的需要选择不同型号的一次性无菌注射器。一般可使用1 ml、2 ml、5 ml 注射器，肌肉肥厚部位可使用 10 ml 或 20 ml 注射器。针头可选用 5～7 号普通注射针头、牙科用 5 号长针头以及封闭用的长针头等。

（二）药物种类

　　穴位注射的药物，中药制剂不论单味或复方，必须符合注射剂规定的标准。当中西药混用及西药混用时，必须注意配伍禁忌。常用的药液有 3 类。

　　1. 中草药制剂　如复方当归注射液、丹参注射液、川芎嗪注射液、鱼腥草注射液、柴胡注射液、板蓝根注射液、威灵仙注射液、清开灵注射液等。

　　2. 维生素类制剂　如维生素 B_1 注射液、维生素 B_6 注射液、维生素 B_{12} 注射液，维生素 C 注射液、维丁胶性钙注射液。

　　3. 其他常用药物　如 5%～10% 葡萄糖、生理盐水、注射用水、三磷腺苷、辅酶 A、神经生长因子等。

（三）药物剂量

　　一次穴位注射的用药总量须小于该药一次的常规肌内注射用量，具体用量因注入的药物和部位的种类不同而各异。

1. 因药物而异 刺激性较小的药物每次可注射 10～20 ml；刺激性较大的药物和特异性药物，一般用量较小，每次用量多为常规剂量的 1/10～1/3。中药注射液的注射剂量为 1～4 ml。

2. 因部位而异 耳穴 0.1～0.2 ml，头面部穴位 0.1～0.5 ml，腹背及四肢部穴位 1～2 ml，腰部穴位 2～5 ml。

3. 药物浓度 穴位注射用药浓度为该药肌内注射的常规浓度。

4. 药物质量 药物的包装应无破损，安瓿瓶身应无裂缝，药液应无浑浊变色且无霉菌，在药物的保质期内应用。

二、疗效作用

穴位注射疗法的疗效作用包含两个方面：一是经络的局部刺激作用，即具有针具对经穴组织的机械性刺激以及药液注入穴位后，因占有一定空间对周围组织产生压力从而刺激局部感受器产生酸麻胀等"针感"样作用；二是药物固有的生物效应，也就是药物特有的治疗作用。因而穴位注射疗法的临床效果来源于针刺和药物的双重作用。

三、取穴原则

穴位注射的取穴原则与针灸的取穴原则基本相同，但同时也具有其自身的特点。首先，选穴要精。穴位注射每次可取 1～2 个穴，力争做到取穴最少，疗效显著，避免取穴过多导致患者疼痛。其次，治疗效果独特。穴位注射的许多穴位不仅有与针灸治疗相同的作用，也有一些独特的治疗效果，这种效果已经过多年的临床实践得到证实。选取适当的穴位，采取正确的配穴方法，是取得最佳效果的关键。

四、操作方法及技术规范

（1）根据所取穴位及用药剂量选择合适的注射器和针头，抽取药液，排出空气备用。患者取最佳体位，定穴消毒。

（2）医者用前臂带动腕部的力量将针头迅速刺入患者穴位处皮肤。进针后要通过针头获得各种不同感觉、握持注射器的手指感应及患者的反应，细心分辨出针头在不同组织中的进程情况，从而调整进针的方向、角度。

（3）针头刺入穴位后细心体察针下是否得气。针尖到达预定深度后若得气感尚不明显，可将针退至浅层，调整针刺方向再次深入，直至患者出现酸、胀的得气反应。

（4）患者产生得气反应后，医者回抽针芯，无回血、无回液时即可注入药物。在注射过程中随时观察患者的反应。

（5）根据针刺的深浅选择不同的出针方式。浅刺的穴位出针时用左手持无菌棉签或无菌棉球压于穴位旁，右手快速拔针而出。深刺的穴位出针时先将针退至浅层，稍待后缓慢退出。针下沉紧或滞针时，不应用力猛拔，宜循经按压或拍打穴位外周以宣散气血，待针下感觉轻滑后方可出针。出针后如发现针孔溢液或出血，可用无菌棉签或无菌棉球压迫 0.5～2 min。嘱患者保持舒适的体位休息 5～10 min，以便观察是否出现不良反应。

（6）穴位注射疗程，一般每日或隔日 1 次。急性病可每日注射 1 次，慢性病或体弱者可隔日注射 1 次。反应强烈者可隔 2～3 日注射 1 次。穴位可左右交替使用，或选两组以上穴位轮流注射。7～10 次为 1 疗程，休息 5～7 天后再进行下一个疗程。

五、临床应用

穴位注射法的适应范围广泛，凡是针灸的适应证大部分可以用本法治疗。在临床上可应用于运动系统疾病，如肩周炎、关节炎、腰肌劳损、骨质增生、关节扭挫伤等；神经精神系统疾病，如三叉神经痛、面神经麻痹、坐骨神经痛、多发性神经炎、精神分裂症、癫痫、神经衰弱等；消化系统疾病，如胃下垂、胃肠神经官能症、腹泻、痢疾等；呼吸系统疾病，如急慢性支气管炎、上呼吸道感染、支气管哮喘、肺结核等；心血管疾病，如高血压病、冠心病、心绞痛等；皮肤疾病，如荨麻疹、痤疮、神经性皮炎等。

六、注意事项及意外处理方法

（一）注意事项

（1）对于过于紧张、疲劳、饥饿的患者或有晕针史的患者不应施穴位注射。初次治疗及年老体弱者注射点不应过多，药量亦应酌情减少。

（2）严格检查穴位注射工具，注射器漏气，针头有钩、生锈等均不能使用。

（3）严格用药。注意药物作用、剂量禁忌、试敏、毒副作用、有效期等。

（4）回抽针芯见血或积液时应立即出针，用无菌棉签或无菌棉球压迫针孔 0.5～2 min；更换注射器及药液后进行再次注射。

（5）躯干部穴位不宜过深，应注意角度和深度，以免刺伤内脏。下腹部穴位注射前应先令患者排尿，以免刺伤膀胱。孕妇的下腹、腰骶部，合谷、三阴交、至阴等穴位不宜穴位注射。妇女经期不能注射。

（6）耳穴注射应选用易于吸收、无刺激的药物。尽量不做提插捻转，以免刺破耳膜。

（7）皮肤有感染、溃疡、瘢痕、肿瘤的部位禁止穴位注射。眼区穴位注意角度和深度，亦不宜提、插、捻转。

（二）可能出现的意外及处理方法

1. 晕针　原因多见于患者体质虚弱、精神高度紧张、过度疲劳、过饥、大泻、大汗等，另外，施术手法过重，或体位不适，或过于疼痛亦可导致晕针发生。表现为患者突然出现头晕心慌，面色苍白，恶心欲吐，血压下降，脉细无力；严重者可出现四肢厥冷，神志昏迷，二便失禁，脉细微欲绝。应立即停止注射，将针迅速退出，让患者平卧，头稍低，松开衣带。轻者静卧片刻，饮温水或糖水一杯即可渐渐恢复；重者可再配合掐或针刺人中、内关、足三里，温灸百会、关元、气海等穴，或配合其他急救措施。

2. 弯针　施术者用力过猛，而患者肌肉过于紧张，或针下碰到坚硬组织，或患者突然猛烈地变换体位等，均可导致弯针发生。应立即停止注射，如果是因患者体位改变所致，应让患者恢复原位，若因肌肉过度紧张，嘱患者肌肉放松，然后顺着弯曲的方向慢慢将针退出。

3. 血肿　多由进针不当刺破血管，或针头尖端带钩损伤组织所致。若局部小块瘀血，一般不必处理，可自行消退。若出血过多，瘀肿较大，疼痛较剧者，先冷敷止血，再热敷促进瘀血消散吸收。因而选穴进针时，应避开血管，进针后提插不能大幅度捣针。

4. 感染　主要原因是注射时皮肤消毒不严格，或用具消毒不严格所致的细菌污染。表现为注射部位出现红、肿、热、痛，甚至出现化脓现象。若感染较轻，局部消炎处理即可慢慢消失；若感染较重，除局部消炎外同时服用消炎药；若感染严重，请外科医生协助治疗。

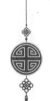

第十一章　埋线技术

20 世纪 60 年代初期，解放军医疗队在石家庄北宋村应用埋线疗法治疗哮喘病，开创了穴位埋线的先河，当时的操作方法是在穴位上用手术刀割开一口，放入羊肠线，然后再缝合，治疗效果十分满意。20 世纪 70 年代后期，穴位埋线的治疗范围不断扩大，可治疗胃炎、十二指肠溃疡、慢性肠炎、癫痫、中风、偏瘫等慢性、顽固性、免疫力低下性疾病。90 年代以后开始对穴位埋线的理论进行归纳和总结，标志穴位埋线从零散走向了系统，从简单发展到日益成熟。此后，穴位埋线在临床上除用于治疗慢性病和虚证外，还扩大到治疗急症、实证等各种疾病，其治疗病种已达 100 余种，涉及内、外、妇、儿、皮肤、五官等各科。许多临床工作者在最初的埋线方法的基础上，对埋线疗法进行了改进，研制出专门用于穴位埋线的埋线针。以前埋线疗法所用材料仅限于羊肠线，羊肠线主要用于外科缝合，并非特制的埋植专用线，虽然价格便宜，取材方便，但是不能完全满足临床要求，例如羊肠线有可吸收性差、组织反应大等缺点。根据针灸临床的需要，近年来发展起来的医用高分子生物降解材料是一类能够在体内分解的材料，特别适合于埋线临床。

穴位埋线疗法通过生物蛋白线或羊肠线这种异种蛋白对穴位产生持久而柔和的生理物理和生物化学的刺激，从而达到治病目的。生物蛋白线和羊肠线在穴内要经过软化、液化、吸收的过程，会对穴位产生持久的刺激，延长了对经络穴位的刺激时间，起到穴位刺激的续效作用。穴位埋线的长效刺激模式不仅仅为行动不便的患者带来许多的便利，埋线治疗可以使刺激长达 2 周甚至更长时间，患者不必每日来院治疗，因此大大提高了患者的顺应性。穴位埋线是针灸医学治疗模式的一次重大改进，符合现代医学发展的方向。

一、作用机制

（1）埋线疗法是针灸的延伸和发展。中医认为，经络是人体运行气血、联络脏腑、沟通内外、贯穿上下的路径，通过网络周身，将人体构成一个有机整体，穴位是人体脏腑经络之气输注并散发于体表的部位。穴位埋线疗法是中医经络理论与现代医学相结合的产物，它通过线体在穴内的生理刺激作用和生物化学变化，将其刺激信息和能量通过经络、神经传递传入体内，以达"疏其气血""令其条达"的目的，可调节神经内分泌系统以治疗疾病。

（2）穴位埋线是在留针的基础上发展起来的，因此也具备了留针所具有的作用。在临床上，留针可使针感加强，尚有催气、候气的作用。故从中医角度看，埋线疗法的治疗作用主要体现在协调脏腑、疏通经络、调和气血、补虚泻实几个方面，针具埋线时可以进行手法补泻，羊肠线的粗细也能进行虚实的调节。

（3）埋线操作时往往会刺破穴处血络，致针眼有少量出血或渗血，有时瘀结皮下，这就产生了刺血效应。刺血对微血管的血色、流变、瘀点流速具有改善作用，证实刺血改善了微循环，缓解了血管痉挛，从而改善了局部组织缺血缺氧状态，帮助了机体组织的恢复，并能调动人体的免疫功能，激发体内防御机制。因此，埋线时的刺血效应同样可疏通经络中壅滞的气血，协调经络的虚实，从而调整人体脏腑、经络及气血功能。

（4）外科缝线埋入穴位后，可使肌肉合成代谢增高，分解代谢降低，肌蛋白、糖类合成增高，乳酸、肌酸分解代谢降低，从而提高机体的营养代谢；且埋线作为抗原刺激物对穴位产生生物化学刺激，使局部组织产生无菌性炎症，甚至出现全身反应，从而提高人体的应激能力。穴位埋线能产生针刺、腧穴－经络及线体吸收等对周围组织和神经中枢的综合作用，其机制为多种刺激同时发挥作用，形成一种复杂的持久而柔和的非特异性刺激冲动，使组织器官的活动能力增强，改善血液循环及淋巴回流，加快新陈代谢，产生的刺激信号传导至相应的神经中枢，引起神经中枢的调节和抑制效应，调节其所支配的组织功能。

（5）穴位埋线理论是在中医理论指导下，以脏腑、经络、气血等理论为基础，采用传统针灸方式结合现代医疗技术，根据病症特点，将可吸收的外科缝线植入穴位，以激发经络气血，提高机体机能，调和气血，平衡阴阳，使邪去正复，防病治病的一种医疗手段和方法。

二、操作方法

（一）选穴

穴位埋线多选肌肉比较丰厚部位的穴位，以背部、腰部和腹部穴位最常用。取穴方法与针灸治疗的处方原则基本相同，如哮喘取肺俞，胃病取脾俞、胃俞、中脘。埋线取穴要少而精，每次埋线 1～3 穴。

（二）施术准备

（1）根据患者的病情、体质、胖瘦、年龄以及埋线部位的差异，确定埋线方法，选取不同长度、型号的器具。

（2）体位选择应以医者能正确取穴、方便操作及安全埋线治疗为宜，可采用仰卧、侧卧、俯卧、仰靠坐等体位。应尽量采取卧位，以防止晕针现象的发生。

（3）根据需要将医用羊肠线剪成 1～4 cm 不等的长度，放在乙醇中浸泡备用。必要时需铺展洞巾，严防感染。医生双手应用肥皂水清洗、流水冲净，再用 75％乙醇或0.5％碘伏擦拭，然后戴无菌手套。

（三）埋线方法

1. 传统埋线方法　传统的埋线方法以套管针埋线法、埋线针埋线法、医用缝合针埋线法、手术刀埋线法为代表，分别介绍如下。

（1）套管针埋线法。又称穿刺针埋线法，对拟操作的穴位以及穴周皮肤消毒后取一段适当长度的医用羊肠线，放入腰椎穿刺针的前端，后接针芯。用一手拇指和食指固定拟进针穴位，另一只手持针刺入穴位，达到所需的深度，施以适当的提插捻转手法。当出现针感后，边推针芯，边退针管，将医用羊肠线埋植在穴位的肌层或皮下组织内。拔针后用无菌干棉球（签）按压针孔止血。此法也可用注射针头。

（2）埋线针埋线法。在穴位旁开一定距离处选择进针点，局部皮肤消毒后施行局部麻醉，取适当长度的医用羊肠线手持镊子将线中央置于麻醉点上，另一手持埋线针，缺口向下压线，以 15°～45°角刺入，将线推入皮内（或将线套在埋线针尖后的缺口上，两端用血管钳夹住。一手持针，另一手持钳，针尖缺口向下以 15°～45°角刺入皮内）。当针头的缺口进入皮内后，持续进针直至线头完全埋入穴位的皮下，再适当进针后，把针退出。用无菌干棉球（签）按压针孔止血，并用无菌敷料包扎，保护创口 3～5 天。

（3）医用缝合针埋线法。又称三角针埋线法。在拟埋线穴位的两侧 1～2 cm 处，皮肤消毒后，施行局部麻醉。一手用持针器夹住穿有医用羊肠线的皮肤缝合针，另一手捏起两局麻点之间的皮肤，将针从一侧局麻点刺入，穿过肌层或皮下组织，从对侧局麻点穿出，紧贴皮肤剪断两端线头，放松皮肤，轻揉局部，使线头完全进入皮下。用无菌干棉球（签）按压针孔止血，并用无菌敷料包扎保护创口 3～5 天。

（4）手术刀埋线法。①切开埋线法：在选定穴位消毒后，做浸润麻醉，用手术刀尖顺经脉走行纵行切开。切口皮肤 0.5～1 cm，然后用止血钳钝性剥离皮下组织至肌层，并在穴位内按揉数秒钟待产生酸、胀、麻样感觉后，将羊肠线 1～2 段（长 0.5～1.2 cm）埋入切口底部肌层，与切口垂直。切口处用丝线缝合后，盖上无菌纱布，5～7 天拆线。②割治埋线法：在局麻皮丘上，用手术刀纵行切开皮肤 0.5 cm，用特制的小拉钩或钝性探针，在穴位底部，上下左右拉动按摩，适当摘除脂肪或破坏筋膜，用力要轻柔，使之产生强刺激后，将肠线植入穴位底部，无菌包扎 5 日。此法可加强和延长对穴位的刺激，增强疗效。③切开结扎埋线法：先在穴位两侧或上下做两个局麻皮丘，用手术刀在一侧切开皮肤 0.2～0.5 cm，用弯止血钳插入切口做按摩，得气后，将羊肠线穿入弯三棱缝合针并从切口刺入，穿过穴位深处至另一侧切口处出针，来回牵拉，得气后从出口处再进针（较第一针浅）至切口，将两线头拉紧并打结，将结埋入切口，包扎 5～7 天。

2. 微创埋线法 微创埋线技术是应用一次性微创器械将生物可降解线体注入人体特定部位或穴位，通过线体在经络穴位内形成长期刺激发挥疾病治疗作用。在埋线线体材料方面不再使用羊肠线等含有动物蛋白的线体，而是选用了一些新型生物医学高分子材料，如共聚物聚乙交酯丙交酯，避免感染、结节和免疫反应，使得安全性更高，临床上容易接受，可广泛应用于各种疾病的治疗。微创埋线技术以传统医学理论为基础，同时结合了现代解剖学和生物材料学，成为一种创新性临床治疗方法。操作时医者先对拟埋线的穴位以及穴周皮肤消毒，将可吸收外科缝线线体放入微创埋线针尖端的空隙。然后用一手拇指和食指固定拟进针穴位，另一只手持针刺入穴位，根据针体上的刻度预计达到所需的深度后，推动针芯即可以将线体推入穴位内。拔针后用无菌干棉球（签）按压针孔止血。

（四）针眼处理

对出针后出血的患者，可让其自行流出几滴再压迫针眼片刻。对不出血的患者可轻度挤压针眼出血，最后消毒，然后用创可贴贴压，以保护针眼，一两天后可把创可贴去掉。

三、优点及临床应用

（一）优点

穴位埋线疗法是几千年中医针灸经验和 30 多年埋线疗法经验的精华融汇而成的一门新兴学科，该方法适应证非常广泛，尤其是对中西药物久治不愈的许多慢性病疑难病症，往往获得意想不到的神奇疗效，所起到的治疗作用相当于针灸数十次的功效，其中对某些慢性病疑难病症具有速效、长效、特效的优势，经得起实践检验，治疗次数少，患者痛苦小。穴位埋线后，肠线在体内软化、分解、液化和吸收时，对穴位产生的生理、物理及化学刺激长达 20 天或更长时间，从而对穴位产生一种缓慢、柔和、持久、良性的"长效针感效应"，长期发挥疏通经络作用，达到"深纳而久留之，以治顽疾"的效果。

（二）临床应用

穴位埋线疗法适应范围较广泛，如支气管哮喘、慢性支气管炎、胃痛、腹泻、面神经麻痹、面肌痉挛、痛经、颈椎病、肩周炎、腰背肌肉劳损、失眠、抑郁症、中风后遗症、慢性荨麻疹、减肥等。

四、注意事项及埋线反应的处理方法

（一）注意事项

（1）严格遵守无菌操作，防止感染。埋线应埋在皮下组织与肌肉之间，肌肉丰满的部位可埋入肌层，羊肠线头不可暴露在皮肤外面，以防感染。

（2）要根据不同部位掌握埋线的深度，不要伤及内脏、大血管和神经干，以免造成功能障碍和疼痛。

（3）局部皮肤有感染或有溃疡时不宜埋线，肺结核活动期、骨结核、严重心脏病或妊娠期等均不宜使用本法。

（4）在一个穴位做多次治疗时应偏离前次治疗的部位。

（5）注意术后反应，由于损伤刺激和羊肠线刺激，在 1～5 天内，局部可有酸胀感，一般不需处理。少数患者可有全身反应，即施术后 4～24 小时内体温上升，在 37～38 ℃，若无感染，持续 1～2 天体温恢复正常。

（6）注意术后反应，有异常现象时应及时处理。

（7）埋线后忌食辛辣食物，1 周内不要洗澡，以免感染。

（二）埋线反应及相应处理

1. 疼痛　埋线操作，无论大小，都是损伤。有损伤，就会有不同程度的疼痛反应，这是机体对损伤的正常应答。局部有轻微的疼痛，自然无须处理。3 天后则应基本恢复正常。较重的疼痛可给予一般止痛药，片剂、注射剂均可，无须应用麻醉药品。疼痛应在 3 天后逐渐减轻。如有加重现象，则应考虑有其他并发症。炎症性疼痛一般在术后 2～3 天后发生和逐渐加重，且局部可发现红、肿、热等征象。体温相应升高，血象也有所改变。这种疼痛的处理原则是合理口服抗生素。

2. 眩晕乏力　多因心情紧张所致，应多做解释，解除患者的思想顾虑，则可消除不适症状。埋线后嘱患者休息或卧床观察 15 min，经测血压、脉搏正常后再离开医院。

3. 血肿　局部出现血肿一般先予以冷敷止血，再行热敷消瘀。若四肢出血较多，可抬高患肢，用枕垫起肢体，至少达 30°，即达到高于心脏的水平。

4. 发热　少数患者可有全身反应，表现为埋线后 4～24 小时内体温上升，一般在 38 ℃左右，局部无感染现象，持续 2～4 天后体温可恢复正常。如出现高热不退，应酌情给予消炎、退热药物治疗。

5. 过敏　患者对医用羊肠线过敏，治疗后出现较为严重的局部红肿、瘙痒、发热等反应，甚至埋线处脂肪液化，线体溢出，应适当作抗过敏处理，必要时切开取线。

6. 感染　埋线处有少量渗出液，此为正常现象，一般不需要处理。若渗液较多，可按疖肿化脓处理，进行局部的排脓、消毒、换药，直至愈合。由于埋线疗法间隔较长，宜对埋线患者进行不定期随访，了解患者埋线后的反应，及时给出处理方案。

第十二章 穴位贴敷技术

　　敷贴法，又名穴位贴敷疗法，简称为贴敷、敷灸、敷药、贴药等，是在中医整体观念的指导下，通过特定部位药物吸收的直接作用和穴位刺激激发经气的间接作用来扶正祛邪、平衡阴阳、调整气血、疏通气机，达到治疗目的的一种疗法。

　　穴位贴敷疗法的应用在我国有着悠久的历史，可以追溯到原始社会时期。人们用树叶、草茎等涂敷伤口治疗外伤，进而发现有些植物外敷能减轻疼痛并止血，甚至加速伤口愈合，这可看作是中药贴敷治病的起源。春秋战国时期，人们对穴位贴敷疗法的作用和疗效已有一定的认识并逐步运用于临床。《黄帝内经·灵枢·经脉篇》载"足阳明之筋……颊筋有寒，则急引颊移口，有热则筋驰纵缓，不胜收，故僻。治之以马膏，膏其急者，以白酒和桂，以涂其缓者……"，被后世誉为膏药之始。晋唐时期，随着针灸学的发展，医家把外敷法与经络腧穴的功效相结合，出现了穴位贴敷疗法。晋·葛洪的《肘后备急方》载"治疟疾寒多热少，或但寒不热，临发时，以醋和附子末涂背上"。清代是穴位贴敷疗法较为成熟的阶段，出现了不少中药外治的专著，其中以《急救广生集》《理瀹骈文》最为著名，二者较为完整的理论体系标志着贴敷疗法的成熟。中华人民共和国成立以后，专家学者们对历代文献进行考证、研究和整理，大胆探索，不但用穴位贴敷治疗常见病，而且还应用本法治疗肺结核、肝硬化、冠心病、高血压、各种传染病以及其他疑难病种。现在许多边缘学科及交叉学科的出现为穴位贴敷疗法注入了新的活力，运用现代生物、理化等方面的知识和技术，研制出新的具有治疗作用的仪器并与穴位贴敷外治协同运用，同时研制出不少以促进药物吸收为主，且使用方便的器具。

　　穴位贴敷疗法，是以中医经络学说为理论依据的独特疗法，涉及中医经络学、中药药剂学、中药炮制学、中药药理学、中医治疗学等多学科的理论与技术，是我国劳动人民在长期与疾病斗争中总结出来的一套独特的、行之有效的治疗方法，有着悠久的发展历史和独特的治疗效果。穴位贴敷疗法经历代医家的实践、认识、再实践、再认识的发展过程，成为中医治疗学的重要组成部分，理论日臻完善，研究日益深入，应用覆盖临床各科，医患接受与认可度越来越高。

一、作用原理

（一）药物吸收作用

　　敷贴疗法根据药物的属性，辨证用药，使之在病体的相应穴位进行吸收，进入体液，通过经脉气血输布五脏六腑、四肢九窍，进而发挥其药理作用。

（二）激发经气作用

　　通过中药对皮肤腧穴的刺激，发挥经络系统整体调节作用而调和阴阳、扶正祛邪、疏通经络，达到治疗疾病的目的。

二、常用方法及穴位贴敷的常用药物

(一) 常用方法

1. 敷药法　敷药法较为常用，将生药剂或糊剂直接敷在穴位上，其范围可略大于穴位区，上以塑料薄膜盖之，并以纱布、医用胶布固定。每次敷药的时间应根据具体症状、所用药物而定。

2. 贴药法　贴药法亦较常用，将膏药胶布直接贴压于穴位，也包括将丸剂用胶布粘贴于所选穴处。此法保持时间较长，可2～4天换药1次。

3. 涂药法　涂药法亦称擦法，将药汁、药膏、药糊等涂擦于穴区。此法用药量少，适于小儿或对皮肤有一定刺激性的药物敷涂。

4. 熨法　熨敷法有两种方法。一为治疗药物切粗末炒热布包，趁热外敷穴位。二为在贴敷的同时，予以加热。

5. 填法　填法仅用于神阙穴，将药膏或药粉填于脐中，填药量根据具体症状、年龄及药物而定，填药时间隔1天或隔2天1次。

6. 覆法　覆法指用较多量药物的生药剂、糊剂或药饼，覆盖于病灶（包括体表病灶反应区）之上，加盖塑料薄膜，用纱布、胶布固定。覆法用药部位较大，故多用于阿是穴。

7. 离子透入法　离子透入法即在贴敷药物的同时，上加电极板，通以直流电，使药物离子透入体内，加强贴敷的治疗作用。

(二) 穴位贴敷的常用药物

1. 贴敷药物　凡是临床上有效的汤剂、丸剂，均可熬膏或研粉用于穴位贴敷。

（1）气味俱厚、药性猛烈之品。这类药物穿透力强，能通过经络腧穴直达病所，起到速捷的效果。如生南星、半夏、川乌、草乌、巴豆、斑蝥、甘遂、马前子等。

（2）通经走窜、开窍活络之品。这些药物，不仅本身能治疗相应的病变，而且通经活络，能促进其他药物向体内的渗透，以发挥最佳效应。如麝香、冰片、丁香、肉桂、花椒、白芥子、生姜、葱白、大蒜、细辛、白芷、皂角、穿山甲、乳香、没药、王不留行、牛膝等。

（3）血肉有情之品。这类药常用于膏剂中。如鳖甲、龟板、鹿茸、动物内脏。

2. 溶剂药物　常用的溶剂有蜂蜜、鸡蛋清、凡士林、植物油、酒、醋、盐水等。

三、操作方法

（1）操作前准备。评估患者的病情、治疗情况、既往史、过敏史以及敷药部位的皮肤状况。取舒适卧位，暴露敷药部位，垫一次性治疗巾于受敷部。

（2）取下原敷料，以盐水棉球擦洗皮肤上的药迹，观察创面情况及敷药效果。根据敷药面积，取大小合适的棉纸或薄胶纸，用油膏刀将所需药物均匀地平摊于棉纸上，厚薄适中。

（3）将摊好药物的棉纸四周反折后敷于患处，以免药物受热溢出污染衣被，加盖敷料或棉垫，以胶布或绷带固定，观察局部皮肤变化及患者反应。

四、临床应用

1. 内科 感冒、哮喘、咳嗽、疟疾、中风、高血压、痹证、失眠、胃痛、呕吐、呃逆、黄疸、便秘、食积、咯血、尿潴留、遗精、阳痿等。

2. 外科 疮疡肿毒、关节肿痛、跌打损伤等。

3. 妇科 痛经、月经不调、乳痈、乳核、慢性盆腔炎、习惯性流产等。

4. 儿科 小儿流涎、小儿泄泻、小儿疳积、小儿厌食症、小儿支气管炎等。

5. 五官科 喉痹、牙痛、口腔溃疡、过敏性鼻炎、进食、副鼻窦炎、急性扁桃体炎等。

五、注意事项及贴敷反应的处理方法

（一）注意事项

（1）贴敷期间禁食生冷、海鲜、辛辣刺激性食物。易引起皮肤发疱、溃疡的药物，糖尿病患者应慎用或禁用。

（2）敷药摊制的厚薄要均匀，忌太薄太厚，固定松紧适宜。对初起有脓头或成脓阶段的肿疡，宜中间留空隙，围敷四周不应完全涂布，以免阻止脓毒外泄。

（3）夏天如以蜂蜜、饴糖作敷剂时，应加少量苯甲酸钠防止变质，影响药效。

（4）对胶布过敏者，可选用低过敏胶带或用绷带固定贴敷药物。

（5）敷药面积应大于患处且保持一定的湿度，如药物较干时，应用所需的药汁、酒、醋、水等进行湿润。

（6）能引起皮肤发疱的药物，不宜贴敷面部，以免发疱后遗留色素沉着。

（7）敷药后皮肤呈水疱状，小水疱可自行吸收，大水疱避免抓破感染，可用无菌注射器刺破水疱后涂以碘伏，待皮肤愈合后再敷。

（8）告知患者敷药后尽量减少出汗，注意局部防水。油膏类或新鲜中草药捣烂敷至局部者，有污染衣物的可能。

（9）孕妇腹部、腰骶部以及某些可促进子宫收缩的穴位，如合谷、三阴交等，应禁止贴敷，有些药物如麝香等，孕妇应禁用，以免引起流产。

（10）敷药后若出现不良反应，应暂停敷药，及时处理。

（二）贴敷反应及相应处理

（1）贴敷后局部皮肤可出现潮红、轻微红肿、小水疱、微痒、烧灼感、色素沉着等情况，均为药物的正常刺激作用，不需特殊处理，但应注意保持局部干燥。贴敷处有烧灼或针刺样剧痛，难以忍受时，可提前揭去药物，及时终止贴敷。

（2）皮肤过敏可外涂抗过敏药膏，若出现范围较大、程度较重的皮肤红斑、水疱、瘙痒现象，应立即终止贴敷，进行对症处理。出现全身性皮肤过敏症状者，应及时到医院就诊处理。

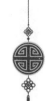

（3）皮肤出现小水疱，可表面涂以甲紫（龙胆紫）溶液，任其自然吸收。水疱较大者，可先用消毒针从水疱下端挑破，排尽疱液，或用一次性注射器抽出疱液，然后涂以龙胆紫溶液收敛，破溃水疱处也可涂以消炎软膏，外用消毒敷料包扎，以防感染。如果水疱体积巨大，或水疱中有脓性分泌物，或出现皮肤破溃、露出皮下组织、出血等现象，应到专业医院对症治疗。

（4）穴位贴敷发疱后，部分患者的表皮会留有贴敷的痕迹，但过一定时间之后，多会自行消退，但个别患者则形成永久性瘢痕。因此，在贴敷前要仔细询问患者是否为瘢痕体质及皮肤有无过敏史，家族中有无类似瘢痕体质成员等情况，并将穴位贴敷会产生瘢痕的可能告诉患者，以征求患者同意，避免造成不必要的后果。

（5）部分患者贴敷药物后产生不同程度的乏力、面色较差、食欲下降、嗜睡或失眠等反应，这可能是药物的正常局部刺激作用，影响精神、情绪、睡眠及饮食所引起。对于患者出现精神、情绪、睡眠和饮食方面的一些变化，只要在贴敷后能注意休息，加强营养，禁食生冷，避免风寒，进行适当的调理后这些表现常可减弱或消失。

中医适宜技术培训丛书

第十三章 熏洗技术

中药熏洗是借助药力和热力通过皮肤而作用于机体的一种治疗方法。根据中医辨证论治的原则，依据疾病治疗的需要，选配一定的中药组成方剂，利用药物煎汤，趁热在皮肤或患处进行熏蒸、淋洗，促使腠理疏通、脉络调和、气血流畅，以达到疏通腠理、祛风除湿、清热解毒、杀虫止痒、预防和治疗疾病的目的。

熏洗疗法历史悠久，源远流长。早在远古时代，人们在日常生活中用水洗浴身体，为了抵御严寒常生火取暖，发现经热水浸泡或者火热之气烘烤后，可以减轻或消除不适症状，久而久之，便产生了熏、洗等外治法。成书于西汉的《五十二病方》记载了用熏洗疗法治痫证、痛证、痔瘘、烧伤、蛇伤等多种病症。东汉名医张仲景所著的《伤寒杂病论》《金匮要略》中也有很多关于熏洗疗法的论述。如《金匮要略·百合狐惑阴阳毒病篇》云："蚀于肛者，雄黄熏之……蚀于下部则咽干，苦参汤洗之。"张仲景还创造性地将药物外洗法用于治疗内科诸证，如百合洗方，"百合病一月不解，变成渴者，百合洗方主之……以百合一升，以水一斗，渍之一宿，以洗身……"。晋代和南北朝时期，熏洗疗法已经成为治疗急症的常用方法。唐代时期，熏洗疗法广泛用于内、外、妇、儿、五官、皮肤等各科疾病的治疗和预防。宋、金、元时期，熏洗疗法得到了进一步的广泛应用。《太平圣惠方》《儒门事亲》《圣济总录》《世医得效方》等医籍中记载了大量的熏洗药物和方剂，所治之症之广、应用医家之众，都是空前的。明、清时期，诸多医家不但继续深入地进行着熏洗疗法的应用和推广，而且重视其理论的探讨，使熏洗疗法的理论与应用日臻完善，为后世对熏洗疗法的应用和研究提供了非常宝贵的参考资料。

熏洗疗法具有操作简便、适用面广、取材容易、药简效捷、疗效显著、安全可靠、容易掌握等特点，为历代医家和患者重视并普遍使用，广为流传。

一、作用原理

（一）直接作用

熏洗时，药物通过皮肤孔窍、腧穴等部位，深入腠理、脏腑各部位，直接吸收，输布全身，以发挥其药理作用。

（二）间接作用

是指除了药物之外，温热刺激、机械物理等对局部的刺激，通过经络系统的调节而起到纠正脏腑、阴阳、气血的偏盛偏衰，补虚泻实，扶正祛邪等作用治疗疾病。

二、常用方法及熏洗疗法中常用药物

(一) 熏洗疗法

全身熏洗即浸浴，是药浴的主要方式之一。将药物煎取较多的药液作为洗浴水，放入浴缸、浴盆，或较大的木桶、盆池中，周围用浴帐围住。待药液温度合适后，浴帐中仍弥漫着中药蒸气，使人置身其中并将除头以外的身体各部位浸泡于药液中，进行全身的熏蒸和洗浴。

局部熏洗亦称局部浸浴，是将药物加水按常规煎取药液后，用以先熏后洗身体某一部位治疗疾病的方法。按照具体的熏洗部位，可分为坐浴熏洗法、手熏洗法、足熏洗法、眼熏洗法。

(二) 常用药物

1. 发汗解表药　如麻黄、桂枝、紫苏、荆芥、防风、桑叶、菊花、牛蒡子、薄荷等。适用于外感风寒或风热等表证，如发热、恶风（寒）、头痛身痛、无汗或少汗，以及风寒湿痹等的治疗。

2. 清热解毒药　常用药有金银花、连翘、鱼腥草、蒲公英、紫花地丁、败酱草、穿心莲、百部等。具有不同程度的消炎、利尿和抗感染作用。

3. 活血通络药　活血药主要用于治疗血瘀引起的疼痛、肿胀等病证。如毛冬青、丹参改善血液循环，大黄、虎杖抗菌消炎，益母草、川芎促进子宫收缩。

4. 祛风散寒除湿药　可采用祛风药麻黄、防风等和散寒药川乌、附子、干姜等，以及祛湿药威灵仙、羌活、独活等，可用于治疗风湿、类风湿和骨科的一些疾病。

5. 祛腐生肌药　常用药物有五倍子、白矾、雄黄、硼砂、冰片、蛇床子等。具有解毒消炎、消肿止痛、生肌收口等作用。

6. 理气药　常用药有香附、木香、小茴香、荔枝核、橘核、乌药等药物，可用于治疗睾丸炎、附睾炎、盆腔炎等疾病。

7. 利湿药　这类药物有茯苓、泽泻、红藤、败酱草、蛇床子、苦参、黄柏等。

8. 美容药　具有养颜作用的药物，如川芎、白芷、白术、麦冬、当归、桃仁等。

三、操作方法

(1) 用物准备。容器（根据熏洗部位的不同选用）、水温计、治疗巾或浴巾、遵医嘱准备熏洗的药液，必要时备屏风。

(2) 嘱患者排净大小便。根据熏洗部位安排患者体位，暴露熏洗部位，垫一次性治疗巾于熏洗部位下。熏洗伤口时，浴盆及其他用具均须无菌，并注意保持无菌操作，不要用手接触敷料和伤口。

(3) 将 50～70 ℃药液倒入容器内，对准熏洗部位。用一次性治疗巾盖住熏洗部位及容器，使药液蒸汽熏蒸患处，待温度降至 38～41 ℃时，将患处浸泡于药液中。根据熏洗部位不同，熏洗时间也不相同，上肢浸泡于药液中 10 min 左右，下肢 10～20 min，臀部、会阴部及全身约 20～30 min。若为眼部，只需熏蒸，熏蒸时间 20～30 min，完毕后用清洁纱布轻轻擦干眼部，然后闭目休息 5 min。

（4）清理用物，将浴盆、木盆、纱布垫等洗净擦干或晾干，放置整齐，以备下次应用。

四、临床应用

（1）内科疾病。感冒、咳嗽、哮喘、头痛、泄泻、淋证、痹证、阳痿等。

（2）外科疾病。痈疽、疔疮、痔疮、乳痈、褥疮、软组织损伤、骨折、脱臼、足跟痛、龟头炎等。

（3）妇科疾病。闭经、带下病、阴痒、阴痛、症瘕（慢性盆腔炎）、阴挺下脱等。

（4）儿科疾病。泄泻、麻疹、痄腮、遗尿等。

（5）五官科疾病。急性结膜炎、麦粒肿、沙眼、耳疮、鼻窦炎、鼻衄等。

（6）皮肤科疾病。脓疱疮、疥疮、慢性湿疹、皮肤瘙痒症、手足癣、脂溢性皮炎，冻疮、痤疮等。

（7）美容美发方面。增白悦颜、祛斑莹面、润泽肌肤、香身除臭、护发润发、生发除秃等。

（8）防病健身方面。预防冻疮、压疮、皮炎、痱子等；消除疲劳、安神延寿等。

五、注意事项

（1）熏洗时室温不要过高，以防出汗过多，造成窒息、晕厥、虚脱跌倒，体虚者尤其须谨慎。

（2）严寒季节要注意保暖、避风，尤其局部熏洗者，应在患处盖上毛巾，防止受凉。夏季要当日煎汤当日使用，煎汤不可过夜，以免发霉变质，影响治疗效果和发生不良反应。

（3）药液不可过烫，浸泡的温度不可过凉，否则起不到治疗的作用。

（4）所有物品需清洁消毒，用具一人一份一消毒，避免交叉感染。合并有传染病的患者应使用单独的浴具，并单独严格消毒。术后切口部位熏洗时，应揭去敷料，按无菌技术操作进行，熏洗完毕后更换切口敷料。

（5）出现皮疹、瘙痒等过敏症状时应立即停止熏洗，必要时外涂抗过敏药膏，口服抗过敏药物。

（6）对于烫伤后皮肤局部出现水疱或溃烂者，应保护创面或涂烫伤软膏、红霉素软膏等。

（7）在全身熏洗过程中，若出现胸闷、头晕、呼吸困难，应立即停止，协助患者卧床休息，并报告医生，配合处理。

第十四章　中药灌肠技术

中药保留灌肠法是指在中医理论指导下，以中草药煎汤作为灌肠剂，并借助工具将灌肠剂从肛门灌入直肠至结肠，通过肠黏膜吸收达到治疗疾病的方法。具有软坚散结、清热解毒等疗效。

一、操作方法

1. 评估并核对解释

（1）了解患者的现病史、过往史、中药过敏史。

（2）了解患者的年龄、文化层次、目前心理状态、自理能力、大便习惯、对灌肠操作的认识及对灌肠的耐受状态。

（3）患者肛周皮肤及黏膜情况。

（4）核对医嘱并向患者及家属解释灌肠的目的、方法、注意事项及配合要点、灌肠作用及副作用。

2. 操作者准备　操作者着装整洁、手部清洁、戴口罩与一次性手套、备齐用物、携至患者床旁，再次核对解释。

3. 环境准备　环境清洁、温度适宜、光线充足、利于隐私保护。

4. 体位准备　根据患者病情，选择合适体位（左侧卧位或右侧卧位）。用垫枕抬高臀部 10 cm，垫橡胶单、一次性治疗巾于臀下，上腿伸直，下腿伸直微弯，体位舒适合理，弯盘放至臀边，充分暴露肛门，注意保暖与保护隐私。

5. 灌肠操作　保持灌肠剂为 39～41 ℃，将灌肠剂倒入一次性灌肠袋内，挂于输液架上，液面距肛门 30～40 cm，连接肛管，用石蜡油棉球润滑肛管，排气后用止血钳夹闭置于弯盘内。插管时嘱患者深呼吸，分开臀部轻轻插入肛门 15～20 cm，松止血钳，右手固定肛管，调节活塞，缓慢匀速注入药物，过程中询问患者的感受。如有不适或便意，立刻调节滴注速度，必要时停止滴注。灌肠剂滴注完毕后拔出肛管，协助患者用卫生纸轻柔擦净肛门，取下手套，交待注意事项，嘱患者尽量保留药液 1 h 以上，使灌肠剂充分吸收并观察患者反应。

6. 结束　操作完毕后，协助患者穿好衣裤，取舒适卧位。整理床单位，按消毒隔离原则，分类处理用物，进行记录签名。

二、临床应用

慢性肾功能早衰、慢性结肠炎、慢性痢疾、慢性盆腔炎、便秘、发热、带下病、盆腔包块、肠道寄生虫病、腹部术后等。

三、注意事项

（1）操作前了解患者病变的部位，根据病情选择不同的卧位和插管深度。灌肠前让患者排空大便，必要时可先行清洁灌肠。病变部位在回盲部者宜取右侧卧位，在乙状结肠与直肠者宜取左侧卧位。

（2）减轻肛门的刺激可选用管径较小的肛管进行灌肠，管径小而柔软，对肛门刺激小。为促进灌肠剂吸收，让灌肠液能在肠道内尽量多保留一段时间，对所使用的药物刺激性强的患者可选用较粗的肛管，并且药液一次不应超过 200 ml。

（3）肠道疾病患者可在晚间睡前灌肠，灌肠后不再下床活动，以提高疗效。

（4）药液温度应保持在 39～40 ℃，可根据药性、年龄及季节做适当调整。清热解毒药温度宜偏低，以 10～20 ℃为宜；清热利湿药则稍低于体温，以 20～30 ℃为宜；补气温阳，温中散寒之药温度以 38～40 ℃为宜。老年人药温宜偏高，冬季药温偏高，夏季可偏低。

（5）灌肠过程中注意保暖，密切观察患者的反应，当患者出现面色苍白、出冷汗、剧烈腹痛、心慌等，应立即停止灌肠并报告医生。

第十五章　中药泡洗技术

中药泡洗技术是在中医理论指导下，选配中草药煎煮后，用药液在患部皮肤熏蒸、淋洗、浸浴以达到内病外治的一种操作方法，具有疏风散寒、温经通络、清热解毒、协调脏腑等作用。

一、操作方法

1. 评估并核对解释

（1）了解患者的现病史、过往史、中药过敏史。

（2）了解患者的年龄、文化层次、目前心理状态、自理能力、对中药泡洗操作的认识及对热的耐受性与敏感性。

（3）患者中药泡洗部位皮肤情况。

（4）核对医嘱并向患者及家属解释中药泡洗的目的、方法、注意事项及配合要点、中药泡洗作用及副作用。

2. 操作者准备　操作者着装整洁、手部清洁、戴口罩，备齐用物，携至患者床旁，再次核对解释。

3. 环境准备　环境清洁、温度适宜、光线充足、利于隐私保护。

4. 体位准备　患者取舒适卧位，暴露需中药泡洗部位、注意保暖。

5. 中药泡洗操作　将药液倒入容器，测量药液温度，40℃为宜。遵医嘱进行全身或局部泡洗，浸泡 30 min，药液温度偏凉时需及时添加更换。泡洗过程中，随时观察患者反应。

6. 结束　泡洗完毕后，清洁皮肤，擦干，协助患者整理衣着，送回病室取舒适卧位。整理床单位，按消毒隔离原则，分类处理用物，进行记录签名。

二、临床应用

（1）感冒、咳嗽、腹胀、便秘等内科疾患。

（2）疮疡、丹毒、乳痈、软组织损伤等外科疾患。

（3）痄腮、麻疹、遗尿、小儿麻痹等儿科疾患。

（4）闭经、痛经、带下病、宫颈糜烂等妇科疾患。

（5）痔疮、痔切除术后、肛裂、肛周脓肿等肛肠科疾患。

（6）骨科、五官科、皮肤科等疾患，及瘫痪、亚健康等人群。

三、注意事项

（1）女性月经期与妊娠期者禁用。有急性传染性疾病、恶性肿瘤、昏迷、呼吸困难、严重心脏病、重症高血压等的患者禁用。有大面积感染性病灶并已破溃化脓的患者禁用。过饥、过饱、过疲、大汗者禁用。

（2）中药泡洗过程要注意观察患者情况，如有头晕、心慌、过敏等症状应立即停止泡洗，协助患者卧床休息。

（3）泡洗过程中若患者出现过敏或治疗无效时，应及时联系医生，调整治疗方案。

（4）泡洗过程中根据患者的耐受程度调节适宜的药液温度，防止烫伤的发生。

（5）暴露部位加盖衣被，泡洗后及时擦干，注意保暖。必要时进行遮挡，注意患者隐私保护。

（6）注意清洁卫生，避免交叉感染。

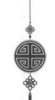

第十六章　中药涂药技术

中药涂药技术是指将中药制成水剂、酊剂、膏剂、油剂等剂型，涂抹于患处或涂抹于纱布外敷于患处，能祛逐邪气，固护肌表，以祛风除湿、解毒消肿、止痒镇痛。

一、操作方法

1. 评估并核对解释

（1）了解患者的现病史、过往史、中药过敏史。

（2）了解患者的年龄、文化层次、目前心理状态、自理能力、对中药涂药操作的认识及对疼痛的耐受和配合程度。

（3）患者中药涂药部位皮肤情况。

（4）核对医嘱并向患者及家属解释中药涂药的目的、方法、注意事项及配合要点、药物作用及副作用。

2. 操作者准备　准备治疗卡、治疗盘、弯盘、0.9％生理盐水棉球、遵医嘱配置的药物、棉签、镊子、干棉球、纱布、胶布、绷带、橡胶单、中单等。操作者着装整洁、手部清洁、戴口罩，备齐用物，携至患者床旁，再次核对解释。

3. 环境准备　环境清洁、温度适宜、光线充足、利于隐私保护。

4. 体位准备　取舒适卧位，暴露涂药部位。

5. 中药涂药操作　以盐水棉球清洁涂药处皮肤，将配置的药物用棉签均匀地涂于患处，面积较大时，可用镊子夹干棉球蘸取药物涂布，蘸药干湿度适宜，涂药厚薄均匀。涂药范围以超出患处 1～2 cm 为宜，若大面积创面则宜采用喷涂法。必要时用纱布覆盖，胶布或绷带固定。操作者应观察患者反应与涂药部位反应，若出现过敏现象，应及时停止用药，并将药物清理干净，及时报告医师，配合处理。

6. 结束　操作完毕后，协助患者整理衣着，送回病室取舒适卧位。整理床单位，按消毒隔离原则，分类处理用物，进行记录签名。

二、临床应用

适用于各种皮肤病、烧烫伤、疖、痈、静脉炎等引起的红、肿、热、痛、瘙痒等症状。

三、注意事项

（1）婴幼儿颜面部、有药物过敏史者禁用。

（2）涂药前需清洁局部皮肤。涂药次数依病情、药物而定，水剂、酊剂用后须将瓶盖盖紧，防止挥发。

（3）混悬液应先摇匀再涂药；霜剂应用手掌或手指反复擦抹，使之渗入肌肤；水酊剂类药物用镊子夹棉球取药物涂擦，干湿度适宜；膏状类药物用棉签或涂药板取药涂擦，涂药应薄厚均匀。

（4）涂药不宜过厚、过多，以免造成毛孔闭塞。

（5）涂药后观察局部皮肤，若出现过敏现象，应立即停止用药并清理干净，遵医嘱内服或外用抗过敏药物。

第十七章　中药离子导入技术

中药离子导入技术是指利用直流电将药物离子通过皮肤或穴位导入人体，作用于病灶，达到活血化瘀、软坚散结、抗炎镇痛等作用的一种操作方法。

一、操作方法

1. 评估并核对解释

（1）了解患者的现病史、过往史、中药过敏史。

（2）了解患者的年龄、文化层次、目前心理状态、自理能力、对中药离子导入操作的认识及配合程度。

（3）患者中药离子导入部位的皮肤情况。

（4）核对医嘱并向患者及家属解释中药离子导入的目的、方法、注意事项及配合要点、药物作用及副作用。提醒患者排空大、小便。

2. 操作者准备　准备治疗卡、治疗盘、直流感应电疗机一台、药物、衬垫、治疗碗、镊子、尼龙搭扣或沙包、塑料薄膜、绷带、纱布块。操作者着装整洁、手部清洁、戴口罩，备齐用物，携至患者床旁，再次核对解释。

3. 环境准备　环境清洁、温度适宜、光线充足、利于隐私保护。

4. 体位准备　取合理体位，暴露治疗部位。

5. 中药离子导入操作

（1）将患者安置在合适的治疗位置，充分暴露治疗部位。

（2）将衬垫浸湿药物且保证不滴水，紧贴患者患处皮肤，根据导入药物的极性选择合适电极。带正离子的药物衬垫放在正极板下，带负离子的药物衬垫放在负极板下。连接好后外用塑料薄膜覆盖。

（3）尼龙搭扣或沙包固定衬垫，将患者的衣服拉好，冷天盖好被子，防止患者受凉。

（4）检查好输出调节器是否至"0"位，打开机器的电源开关，设置好治疗通道的时间，按下确认键，即接通治疗通道的电流，根据治疗部位调节电流强度，以患者耐受力为度，对初次治疗者电流不要开得太大。

（5）在患者治疗期间，要定期巡查，及时给患者调整治疗电流，询问患者在治疗中的感觉，特别是对初次治疗者更要密切观察，防止意外情况发生。

（6）导入完毕后将输出调节器调至"0"位，关闭电源开关。

（7）拆去衬垫，擦净皮肤，协助患者取舒适体位。

6. 结束　操作完毕后，协助患者整理衣着，健康宣教。整理床单位，按消毒隔离原则，分类处理用物，进行记录签名。

二、临床应用

风寒湿痹、关节肿痛、骨质增生、神经痛、腰椎间盘突出、中耳炎等。

三、注意事项

（1）高热、出血疾患、活动性结核、孕妇、严重心功能不全、治疗部位有金属异物或带有心脏起搏器患者、对中药过敏者、对电刺激不能耐受者及皮肤感觉迟钝或障碍者禁用。

（2）治疗过程中不能离开患者，随时观察患者反应，及时调节合适电流量，防止电灼伤。

（3）向患者及家属做好解释工作，让其了解中药离子导入的治疗过程及注意事项，并告知患者治疗过程中有可能出现的感觉，检查患者治疗部位皮肤是否正常且清洁完整，若局部皮肤破损，须加盖小块塑料薄膜。

（4）操作前对设备进行全面的检查，操作时注意电流应由小逐渐增至所需量，以免患者有电击感。电极板不能直接接触皮肤，必须安放在衬垫上。治疗时要防止电板滑出衬垫灼伤皮肤。

（5）衬垫上药物浓度一般1%～10%，眼结膜及体腔内导入浓度宜稍低，同时要注意药物溶液的 pH 值，以减少刺激性。

（6）衬垫须有标识，正负极须分开；要求一个垫供一种药使用，用后以清水洗净，消毒，防止污染。

第十八章　董氏奇穴技术

董氏奇穴针灸疗法是董景昌先生祖传针灸绝技，它以穴法、针法、诊法、心法、疗法为独门之功，其疗效迅速、易懂、易学，对治疗重症、急症、痛症有极佳效果，引起了针灸界的广泛关注，该奇穴的分布及应用，既源于传统的经络系统和针灸方法，又有所创新而独具特色，临床应用很广。

一、理论基础

（一）奇正相通

董氏称其奇穴为"正经奇穴"，其原著亦称《董氏正经奇穴学》。其用意即蕴含虽为奇穴，实与正经相通之义，故其疗效机制与十四经穴亦相通。

（二）骨膜刺激

董氏奇穴的穴位多沿骨缘分布，进针时亦紧贴骨缘，并且达到骨膜。骨膜神经末梢分布较为丰富，刺之可以得到较强的针感，由此引起显著的神经反射及相应的机体反应，因而可以获得较好的治疗效果。

（三）同气相求

董氏奇穴有以骨治骨、以肉治肉、以筋治筋、以脉治脉的方法，如治疗各种骨刺，必须贴骨扎针方有特效。

（四）络病理论

其刺血针法，即以络病理论为依据，"久病必瘀""怪病必瘀""重病必瘀""痛症必瘀""难病必瘀"，董氏奇穴中很多穴位均可采用刺络放血，此与"宛陈则除之"的活血化瘀疗法一致。凡病经数次针治，未见病情改善，必有瘀血阻滞气机，当在相关区域寻找瘀络，刺络放血。

（五）生物全息

按生物全息理论，人体任一肢节都是整体的缩影，都有与整体相应的穴位，全息理论的出现深化了中医学的整体观念，董氏奇穴的穴位分布与全息亦有极其相似之处，认为任一局部皆能治疗全身疾病，将全身区分为十二治疗部位，每一部位均可独立治疗全身疾病，诸多特效奇穴的创立，均与此原理有关。

（六）脏腑别通

"脏腑别通"之理论源于明代李梴之《医学入门·脏腑相通篇》："心与胆相通；肝与大肠相通；脾与小肠相通；肺与膀胱相通；肾与三焦相通；肾与命门相通。"此一原理在董氏奇穴中，有极其广泛的应用，如重子、重仙在肺经上，透过肺与膀胱通，主治膀胱经之背痛。

二、穴位的定位及主治

1. 还巢（图 18-1）

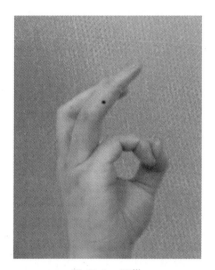

图 18-1　还巢

部位：在无名指中节外侧（偏向尺侧）正中央。

主治：不孕、月经不调、痛经、子宫瘤、小便过多、输卵管不通、安胎。

操作：针 2～3 分，禁忌双手同时取穴，本穴配妇科穴，左右交替，即针左妇科配右还巢，针右妇科则配左还巢。

2. 妇科（图 18-2）

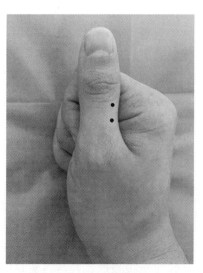

图 18-2　妇科

部位：在大指第一节之外侧赤白肉际。当大指背第一节之中央线外开 3 分，距前横纹 1/3 处一穴，距该横纹 2/3 处一穴，共两穴。

主治：子宫位置不正、子宫炎症、子宫肌瘤、小腹胀、不孕、月经不调、痛经、月经不调。配内庭治痛经极有效。配还巢穴，治疗不孕症疗效极佳。

操作：贴于骨旁下针，针深 1～2 分，一次两针齐下，谓之倒马针。

3. 制污穴（图 18-3）

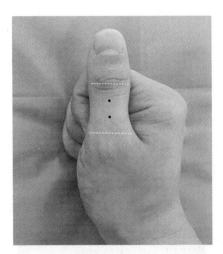

图 18-3　制污

部位：在大指背第一节中央线上。

主治：一切疮疡、刀伤、烫伤或手术后伤口溃疡出水，久不收口。

操作：以三棱针刺出黑血。

4. 五虎（图 18-4）

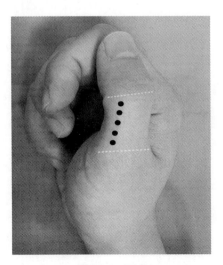

图 18-4　五虎

部位：在大指掌面第一节之外侧（桡侧），每2分一穴，共五穴。自指尖向手掌顺数。依序为五虎一、五虎二、五虎三、五虎四、五虎五。

主治：五虎一治手指酸痛、腱鞘炎，五虎三治足趾酸痛，五虎四治脚踝、脚背酸痛，五虎五治脚跟酸痛皆极有效。五虎二则作为五虎一或五虎三之倒马针。五虎三尚可治头痛。

操作：于大指桡侧黑白肉际下针，每穴可下针2分左右。

5. 重子（图18-5）

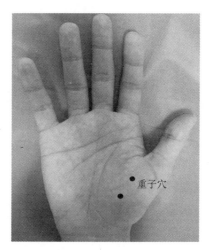

图18-5　重子

部位：手心向上，大指掌骨与食指掌骨之间，虎口下约1寸。

主治：背痛、膝盖痛、肺炎（有特效）、感冒、咳嗽、气喘（小儿最有效）。

操作：针3～5分。

6. 重仙（图18-6）

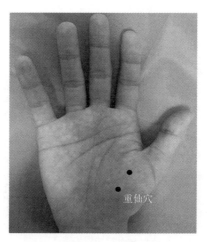

图18-6　重仙

部位：在大指骨与食指骨夹缝间，离虎口两寸、与手背灵骨穴正对相通。

主治：背痛、肺炎、退烧、膝盖痛、子宫肌瘤。本穴接近肺经鱼际穴，对肺炎，支气管炎，支气管哮喘，痰稠不易咳出，针之有效。本穴治疗子宫瘤、卵巢炎亦有效。和重子两穴同时下针为倒马针，可以治疗各种急性痛证，为治背痛特效穴。重子、重仙、承浆三穴一起为治疗落枕特效穴。重子、重仙、下关治疗三叉神经痛。

操作：针深 1 寸。

7. 大白（图 18-7）

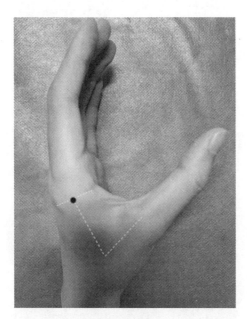

图 18-7　大白

部位：在手背面，拇指弯曲抵食指第一节握拳，虎口底外开 5 分，第一掌骨与第二掌骨中间之凹处，即大肠经之三间穴。

主治：小儿气喘、发烧（特效）、气虚、坐骨神经痛。

操作：用二寸半针，针 5 分至 1 寸深，治坐骨神经痛；除用三棱针治疗小儿气喘、发高烧及急性肺炎外，大多为灵骨之倒马针，两穴配合应用效果极佳，大白附近之青筋（血管）点刺出血。孕妇禁针。

8. 灵骨（图 18-8）

部位：在手背拇指与食指叉骨间，第一掌骨与第二掌骨接合处，与重仙穴相通。

主治：温阳补气作用极强，治疗气虚坐骨神经痛、腰痛、面神经麻痹、半身不遂、月经不调、经闭、难产、痛经、背痛、耳鸣、耳聋、偏头痛、头昏。

操作：用一寸半至 2 寸针，针深可透过重仙穴，孕妇禁针。

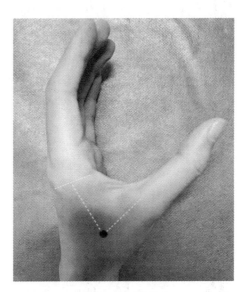

图 18-8 灵骨

9. 小节 (图 18-9)

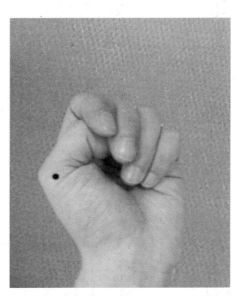

图 18-9 小节

部位：大指本节掌骨旁（手太阴肺经）赤白肉际上。握拳取穴，掌面斜朝上，第一掌骨外上髁与拇指第一节外下髁交接处凹陷。

主治：踝关节扭伤特效。

操作：针尖向重仙方向进针，针深一寸半，左病取右，右病取左，即健侧进针。进针得气后，一面捻针，一面令患者活动患侧脚踝，一般病例留针 30 min，久病重病

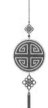

患者可留针 45 min 或更久。

10．其门（图18-10）

部位：在桡骨之外侧，手阳明大肠经上，手腕横纹后 2 寸处。

主治：月经不调，赤白带下，大便脱肛，痔疮痛、顽固性便秘及小腹胀气。

操作：臂侧放，针斜刺约与皮下平行，针入 2～5 分。

11．其角（图18-11）

部位：在桡骨之外侧，手阳明大肠经上，手腕横纹后 4 寸处。

主治：月经不调，赤白带下，大便脱肛，痔疮痛、顽固性便秘及小腹胀气。

操作：臂侧放，针斜刺约与皮下平行，针入 2～5 分。

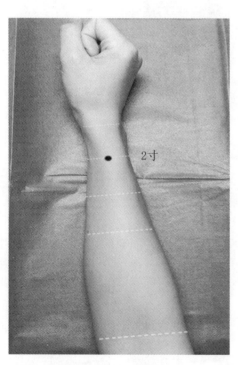
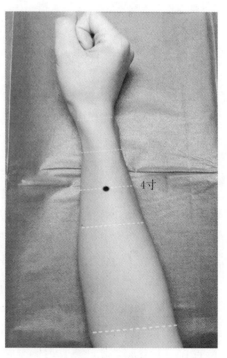

图 18-10　其门　　　　　　　　　　　　图 18-11　其角

12．其正（图18-12）

部位：在桡骨之外侧，手阳明大肠经上，手腕横纹后 6 寸处。

主治：月经不调，赤白带下，大便脱肛，痔疮痛、顽固性便秘及小腹胀气。

操作：臂侧放，针斜刺约与皮下平行，针入 2～5 分。其门、其角、其正三穴同用（即一用三针）。

13．肠门（图18-13）

部位：手抚胸取穴，在尺骨之内侧与筋腱之间，距豌豆骨 3 寸。

主治：肠炎、头昏眼花、腹痛里急后重或急欲如厕腹泻。

操作：针深 3～5 分。

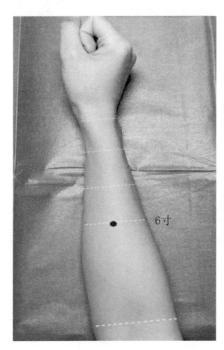

图 18-12　其正

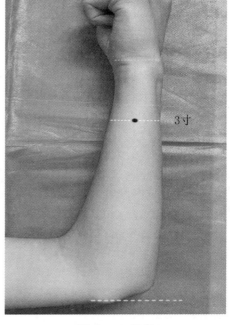

图 18-13　肠门

14. 心门（图 18-14）

部位：手抚胸取穴，约在小肠经上，在尺骨鹰嘴突起之上端，去肘一寸半凹陷中。

主治：心肌炎、心慌胸闷、呕吐、膝盖内侧痛、大腿内侧痛（含腹股沟）、坐骨神经痛、尾骶骨痛。

操作：针深 4～7 分，禁忌双手用穴。

15. 肩中（图 18-15）

部位：当后臂肱骨之外侧，肩臂三角肌之中央，去肩骨缝二寸半。

主治：膝盖痛（特效针）、荨麻疹、颈项皮肤病有特效、鼻出血、肩痛、小儿麻痹、半身不遂、下肢无力。

操作：针深 5 分至 1 寸。左肩痛扎右穴，右肩痛扎左穴。

16. 门金（图 18-16）

部位：在第二跖骨与第三跖骨连接部之直前陷中，相当于陷谷穴。

主治：肠炎、胃炎、腹胀、腹痛、脱肛、太阳穴之偏头痛及鼻塞、痛经。

取穴：当第二跖骨与第三跖骨连接部之直前陷凹中，与火主穴并列。

操作：针深 1 寸至一寸半，常与内庭穴倒马并用。禁双脚同时取穴。

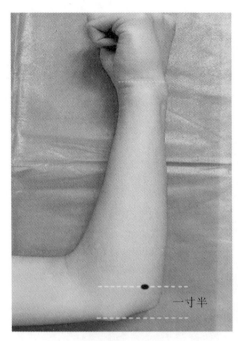

图 18-14 心门

一寸半

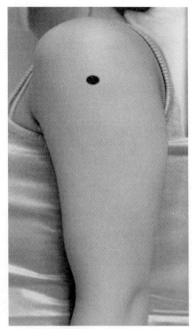

图 18-15 肩中

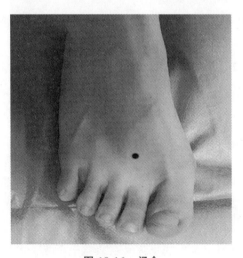

图 18-16 门金

17. 正筋（图 18-17）

部位：在足后跟筋中央上，距足底三寸半，两踝尖连线与跟腱相交处。

主治：闪腰岔气、腰脊椎痛、颈项筋痛及扭转不灵、脑骨胀大、脑积水。

操作：针深 5～8 分（针透过筋效力尤佳），体壮可坐姿扎，体弱者应侧卧扎。

18. 正宗

部位：在正筋穴上 2 寸处。

主治：闪腰岔气、脊椎骨闪痛，腰脊椎痛、颈项筋痛及扭转不灵、脑骨胀大、脑积水。

操作：针深 5～8 分（针透过筋效力尤佳），体壮可坐姿扎，体弱者应侧卧扎。

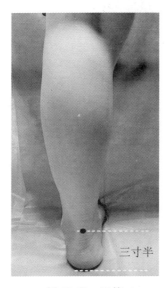

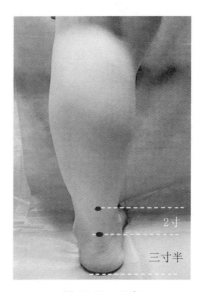

图 18-17　正筋　　　　　　　　　　图 18-18　正宗

19. 四花上（图 18-19）

部位：在外膝眼下 3 寸，前胫骨肌与长总趾伸肌起始部之间凹陷中，与足三里平行，贴胫骨取穴进针。

主治：哮喘、牙痛、心跳、口内生瘤、头晕、心脏病、转筋霍乱。

操作：针深 2～3 寸，针深 2 寸治哮喘，针深 3 寸治心脏病。点刺治疗久年胃病、胃溃疡等症亦极效，一般胃痛点刺后可立止疼痛，久年胃病更可加速治愈。

20. 侧三里（图 18-20）

部位：在四花上穴向外横开一寸半。

主治：牙痛、面部麻痹、偏头痛、三叉神经痛、手腕扭伤疼痛、脚跟痛。

操作：针深 5 分至一寸半。

21. 侧下三里（图 18-21）

部位：在侧三里穴直下 2 寸。

主治：牙痛、面部麻痹、偏头痛、三叉神经痛、手腕扭伤疼痛、脚跟痛。

操作：针深 5 分至一寸半。

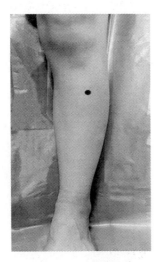

图 18-19　四花上

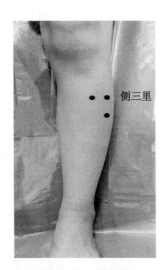

图 18-20　侧三里

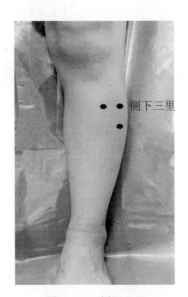

图 18-21　侧下三里

22. 天皇（图 18-22）

部位：在胫骨头之内侧陷中，去膝关节二寸半，即脾经之阴陵泉穴。

主治：胃酸过多、反胃、肾炎、糖尿病、蛋白尿、心脏病、高血压、心脏病所引起之头晕头痛、臂痛、失眠。

操作：针深 5 分至 1 寸。不宜灸、孕妇禁针。

23. 天皇副（肾关，图 18-23）

部位：在天皇穴直下一寸半，胫骨之内侧。

主治：配天皇穴治疗胃酸过多和倒食症。眼球歪斜、散光、贫血、癫痫病、神经病、眉棱骨痛、鼻骨痛、头晕。治疗两手发麻或疼痛、肩臂痛、五十肩尤为特效。对眼球外斜及飞蚊症极有效。治多尿、夜尿极有效。可治胸口闷、胸口痛，斜刺治眉棱骨痛、前头痛。

操作：针深1～2寸。

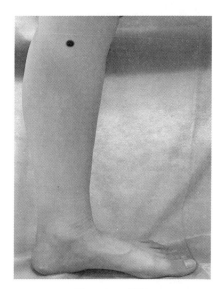 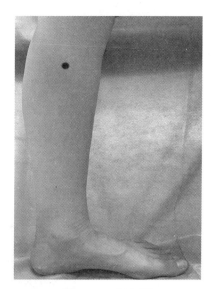

图 18-22　天皇　　　　　　　　图 18-23　天皇副

24. 地皇（图 18-24）

部位：在胫骨之内侧，距内踝骨7寸，即脾经之郄穴漏谷，与肾关、人皇合称下三皇。

主治：肾炎、四肢水肿、糖尿病、淋病、阳痿、早泄、遗精、滑精、梦遗、蛋白尿、小便出血、子宫瘤、月经不调、肾亏之腰痛。

操作：针与脚成45°角扎入，针深1寸至1寸8分。孕妇禁针。

25. 人皇（图 18-25）

部位：在胫骨之内侧后缘，距内踝上3寸，即脾经之三阴交穴。

主治：淋病、阳痿、早泄、遗精、滑精、腰脊椎骨痛、颈痛、头晕、手麻、糖尿病、小便出血、肾炎、肾亏之腰痛、神经衰弱。

操作：针深6分至1寸2分。孕妇禁针。

26. 驷马中（图 18-26）

部位：直立两手下垂，中指尖所至之处（风市穴，在股部，髌底上7寸，髂胫束后缘）向前横开3寸。

主治：肋痛、背痛、坐骨神经痛、腰痛、胸部被打击后而引起之胸背痛、肋膜炎、鼻炎、结膜炎、甲状腺肿、耳聋、耳鸣、面部神经麻痹、哮喘、乳房痛（特效）、半身不遂、各种皮肤病。

操作：针深 8 分至二寸半。

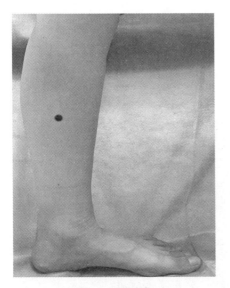

图 18-24　地皇

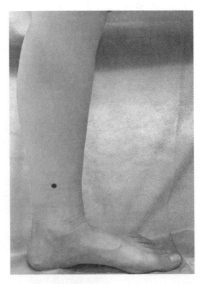

图 18-25　人皇

27. 驷马上（图 18-27）

部位：在驷马中穴直上 2 寸。

主治：肋痛、背痛、坐骨神经痛、腰痛、肺病、胸部被打击后而引起之胸背痛、肋膜炎、鼻炎、结膜炎、甲状腺肿、耳聋、耳鸣、面部神经麻痹、哮喘、乳房痛（特效）、半身不遂、牛皮癣、皮肤病。

操作：针深 8 分至二寸半。

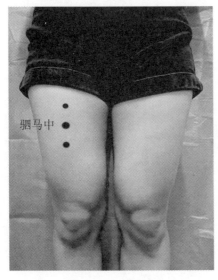

图 18-26　驷马中

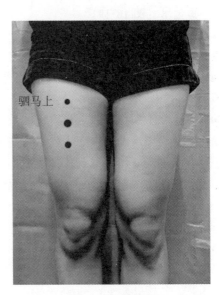

图 18-27　驷马上

28. 驷马下（图 18-28）

部位：在驷马中穴直下 2 寸处。

主治：肋痛、背痛、坐骨神经痛、腰痛、肺病、胸部被打击后而引起之胸背痛、肋膜炎、鼻炎、结膜炎、甲状腺肿、耳聋、耳鸣、面部神经麻痹、哮喘、乳房痛（特效）、半身不遂、青春痘、各种皮肤病。

操作：针深 8 分至二寸半。

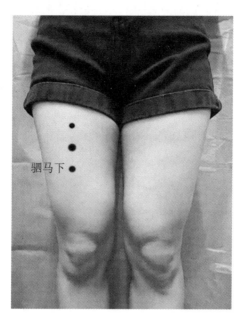

图 18-28　驷马下

29. 马金水（图 18-29）

部位：在外眼角直下至颧骨之下缘凹陷处，即颧髎穴。

主治：肾结石、膀胱结石、闪腰、岔气、肾脏炎、鼻炎。

操作：针深 1～3 分。下针后痛楚立即解除者，表示取穴正确；起针后出血，表示取穴不准。

30. 马快水（图 18-30）

部位：在马金水穴之直下 4 分，约与鼻下缘齐处。

主治：肾结石、膀胱结石、膀胱炎、小便频数、腰脊椎骨痛、鼻炎。

操作：针深 1～3 分。治疗肾结石及膀胱结石时马金水、马快水倒马针，效果甚佳。

31. 水通（图 18-31）

部位：在嘴角之下 4 分。

主治：咳嗽、气喘、呃逆、腹胀、呕吐、风湿病、肾虚引起的疲劳、头晕、眼花、腰痛、闪腰、岔气。

操作：针由内向外斜扎，针深 1～5 分。主治肾病，取穴下针时应就发青处针之。

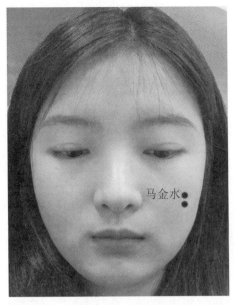

图 18-29 马金水

图 18-30 马快水

32. 水金（图 18-32）

部位：在水通穴向里平开 5 分。

主治：咳嗽、气喘、呃逆、腹胀、呕吐、风湿病、肾虚引起的疲劳、头晕、眼花、腰痛、闪腰、岔气。

操作：针由内向外斜扎，针深 1～5 分。主治肾病，取穴下针时应就发青处针之。

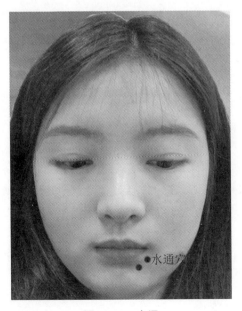

图 18-31 水通

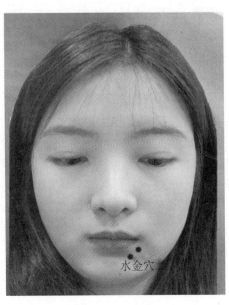

图 18-32 水金

中医适宜技术培训丛书

三、操作方法

（一）刺法

董氏奇穴针刺方法较多地采用"正刺""斜刺""皮下刺"等刺法。"正刺"为垂直进针，进针后深刺之，或浅刺之。"斜刺"为针体与皮肤表面呈 60°或 45°的角度进针。"皮下刺"即沿皮进针。上述刺法进针后要留针，亦可不留针，留针时间一般为 30～45 min。董氏奇穴不甚强调补泻刺法。

（二）动气针法

进针得气后，一面捻针，一面令患者活动患处，然后根据治疗效果决定出针和留针。如果病程短，治疗效果较好，则出针；如果病程较长，则宜留针，并可于留针期间一面捻针，一面令患者继续不停地活动患处。

（三）倒马针法

倒马针法也是董氏奇穴的特殊针法，其针刺方法为先在某一穴位施针，然后取同经邻近穴位再刺一针，如此刺之可加强疗效。在正经穴位的针刺中亦可仿用此倒马针法，如同时刺内关与间使。

（四）刺络法

董氏奇穴善于用三棱针刺络放血，董氏奇穴刺络方法的最大特点是远离患处放血，效果甚好，合乎古法正统之"泻络远针"。

（五）刺病象法

所谓"病象"，即身体内部病变在体表的异常形态或颜色反应，如瘀斑、斑块样色素沉着等。刺病象法即于体表异常颜色、异常感觉或异常形态处进针，刺络法有时也于病象外下针。

四、临床应用

各种痛症（包括各类骨质增生、颈肩背腰膝腿痛、腰椎间盘突出症、踝关节扭伤、坐骨神经痛、头痛、胃痛、牙痛、三叉神经痛、胸痛等）、偏瘫、面瘫、感冒、鼻炎、哮喘、胆囊炎、慢性胰腺炎、肠炎、便秘、耳鸣耳聋、妇科病（乳腺增生、不孕症、月经失调、痛经、更年期综合征）、阳痿、失眠、抑郁症、青春痘、带状疱疹及其他各种皮肤病以及各种疑难怪病等。

五、注意事项

同针刺注意事项。

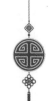

第十九章　腕踝针技术

腕踝针（Wrist-ankle acupuncture）是在腕踝部选取特定的进针点，用毫针循肢体纵轴沿真皮下刺入一定长度以治疗疾病的方法。该疗法为第二军医大学附属长海医院张心曙教授在电刺激疗法治疗以神经症为主的病症经验基础上，受经络学说、传统针刺法、耳针疗法的启发，结合人体胚胎发育的生物进化过程和神经反射调整原理，通过大量的临床实践验证总结而来。

一、理论基础

（一）标本根结理论

标本根结理论认为四肢为十二经脉之本，其部位在下，是经气始生始发之地。"标"原意是树梢，引申为上部，与人体头面胸背的位置相应；"本"是树根，引申为下部，与人体四肢下端相应。如《灵枢·根结》指出足六经之"根"在四肢末端井穴，《灵枢·卫气结》论述了十二经的标与本，"本"在四肢，"标"在头面、胸腹部。根结理论不仅说明了标本人体四肢与头身的关系，更强调四肢为经气的根与本。在临床上，针刺这些部位的腧穴易于激发经气，调节脏腑经络的功能。所以四肢肘膝以下的腧穴主治病症的范围较广较远，不仅能治局部疾病，而且能治远离腧穴部位的脏腑病、头面五官病。腕踝针的十二个刺激点均位于四肢肘膝以下的腕踝关节的附近，相当于十二经脉的本部和根部，表明腕踝针的应用恰恰体现了标本根结理论。

（二）腕踝针与十二皮部的关系

十二皮部是十二经脉功能活动反映于体表的部位，也是络脉之气散布之所在。《素问·皮部论》中云："凡十二经络者，皮之部也。"十二皮部的分布区域是以十二经脉在体表的分布范围，即十二经脉在皮肤上的分属部分为依据而划分的，故《素问·皮部论》指出："欲知皮部，以经脉为纪者，诸经皆然。"由于十二皮部居于人体最外层，又与经络气血相通，故是机体的卫外屏障，起着保卫机体、抗御外邪和反映病证的作用。当机体卫外功能失常时，病邪可通过皮部深入络脉、经脉直至脏腑；反之，体内有疾病也可以反映到皮部。即《素问·皮部论》："是故百病之始生也，必先于皮毛，邪中之则腠理开，开则人客于络脉，留而不去，传入于经，留而不去，传入于腑，凛于肠胃……皮者，脉之部也，邪客于皮，则腠理开，开则邪入客于络脉，络脉满则注于经脉，经脉满则舍于腑脏也。"指出了疾病传变的层次是皮部——络脉——经脉——脏腑，由表达里，逐渐深入皮部，当脏腑有病，又可通过经脉、络脉由里达表，反映在皮部。腕踝针疗法将人体的胸腹侧和背腰侧分为阴阳两个面，属阴的胸腹侧划为

1 区、2 区、3 区，属阳的背腰侧划为 4 区、5 区、6 区，并以胸膈为界，将人体分为上下两段，符合十二经脉及皮部的分布规律。如手少阴经分布于上肢内侧后缘，足少阴经分布于下肢内侧后缘及胸腹部第 1 侧线，与腕踝针的 1 区相合。由此绕躯体从前向后，依次为厥阴、太阴、阳明、少阳、太阳，大体相当于从 1 区到 6 区的划分。上 1、2、3 区在上肢内侧，相当于手三阴经的皮部；上 4、5、6 区在上肢外侧，相当于手三阳经皮部。下 1 区至 6 区也相当于足三阴和足三阳的皮部。腕踝针在腕踝部特定刺激点皮下进针，不深入肌层，针尖所达部位的皮下，正是络脉之气散布之所在，刺之可调整相应经脉之气及与之相联属脏腑的功能，起到祛邪扶正的治疗作用。

（三）腕踝针各针刺点分别位于相应的十二经脉循行路线上

手少阴心经循行路线经过上 1 处，手厥阴心包经循行路线经过上 2 处，手太阴肺经循行路线经过上 3 处，手阳明大肠经循行路线经过上 4 处，手少阳三焦经循行路线经过上 5 处，手太阳小肠经循行路线经过上 6 处，足少阴肾经循行路线经过下 1 处，足厥阴肝经循行路线经过下 2 处，足太阴脾经循行路线经过下 3 处，足阳明胃经循行路线经过下 4 处，足少阳胆经循行路线经过下 5 处，足太阳膀胱经循行路线经过下 6 处。

（四）皮下浅刺依据

《难经·七十一难》曰："经言刺荣无伤卫，刺卫无伤荣。何谓也？然针阳者，卧针而刺之；刺阴者，先以左手摄按所针荣俞之处，气散乃内针。是谓刺荣无伤卫，刺卫无伤荣也。"《难经经释》："荣主血，在内；卫主气，在外。荣卫有病，各中其所，不得诛罚无过也。"《素问·刺齐论》："刺骨者无伤筋，刺筋者无伤肉，刺肉者无伤脉，刺脉者无伤皮，刺皮者无伤肉，刺肉者无伤筋，刺筋者无伤骨。"所谓刺阳，指卫而言，卫在外，欲浅刺，故侧卧其针，则针锋横达，不及荣也；所谓刺阴，指荣而言，荣在内，针必过卫而至荣，然卫属气，可令得散，故摄按之，使卫气暂离其处，则针得直至荣而不犯卫也。"卧针而刺之"是腕踝针皮下浅刺的雏形。

二、穴区的划分及主治

穴区的划分

1. 纵行六区

（1）头、颈和躯干六区。

1 区：前中线两侧。分别称之为左 1 区、右 1 区。临床常把左 1 区与右 1 区合称为 1 区，以下各区亦同。头面部在前中线至以眼眶外缘为垂直线之间的区域，包括前额、眼、鼻、唇、前牙、舌、咽喉、扁桃体、颏；颈部沿气管、食管；胸部自前中线至胸骨缘，包括胸肋关节、气管、食管、乳房近胸骨缘、心前区（左侧）；腹部自前中线至腹直肌区域，包括胃、胆囊、脐部、下腹之膀胱、子宫、会阴部。

2 区：从 1 区边线到腋前线之间所形成的区域，左右对称。头颈部包括颞前部、面颊、后牙、颌下、甲状腺；胸部沿锁骨中线向下区域，包括锁骨上窝、上胸部、乳中部、前胸、肺、肝（右侧）、侧腹部。

3区：从腋前线至腋中线之间所形成的区域，左右对称，包括沿耳郭前缘、腮腺、腋前缘垂直向下的狭窄区域、乳房近腋前缘部分。

4区：前后面交界，即腋中线至腋后线之间所形成的区域，左右对称，包括自头顶经耳向下至颈，肩部沿斜方肌缘，胸腹部自腋窝至髂前上棘的胸侧壁及腹侧部区域。

5区：腋后线至6区边线之间所形成的区域，左右对称，与前面的2区相对，包括颞后部、颈后外侧靠斜方肌缘、肩胛冈上窝及肩胛中线垂直向下区域的背和腰。

6区：后中线两侧，与1区相对，包括枕、颈后部、颈椎棘突至斜方肌缘、胸椎棘突至肩胛骨内缘、腰椎与骶正中嵴至尾骨两侧、肛门。

（2）肢体六区。臂干线和股干线分别为躯干与四肢的分界线。臂干线环绕肩部三角肌附着缘至腋窝；股干线自腹股沟至髂嵴。当两侧的上下肢处于内侧面向前的外旋位置，即四肢的阴阳面和躯干的阴阳面处在同一方向并互相靠拢时，以靠拢处出现的缘为分界，在前面的相当于前中线，在后面的相当于后中线，这样四肢的分区就可按躯干的分区类推。

2. 上下两段

以胸骨末端和两侧肋弓的交接处为中心，划一条环绕身体的水平线称横膈线。横膈线将身体两侧的六个区分成上下两段。横膈线以上各区分别叫作上1区、上2区、上3区、上4区、上5区、上6区；横膈线以下的各区叫作下1区、下2区、下3区、下4区、下5区、下6区。如需标明症状在左侧还是右侧，在上还是在下，又可记作右上2区或左下2区等。

各区主治如下。

上1：前额痛、面神经麻痹、面肌痉挛、三叉神经痛、眼睑瞤动、近视眼、白内障、麦粒肿、结膜炎、鼻炎、花粉症、前牙痛、耳鸣、冠心病、心律失常、胸痛、自主神经功能失调、失眠、嗜睡、烦躁、梅核气、肢体麻木、荨麻疹、遗尿、甲状腺功能亢进症、抽动秽语综合征、呃逆、高血压病、肠易激惹综合征等。

上2：颞前痛、三叉神经痛、后牙痛、麦粒肿、白内障、面肌痉挛、颞颌关节综合征、甲状腺疾病、胸痛、胁痛、乳腺炎、冠心病、心律失常、梅尼埃综合征、手指疼痛、麻木等。

上3：偏头痛、耳前痛、腮腺肿痛、肩周炎；面神经麻痹；颞颌关节综合征；颈肩综合征、胁痛等。

上4：巅顶痛、梅尼埃综合征、耳痛、耳鸣、三叉神经痛、面神经麻痹、面肌痉挛、颞颌关节综合征、颈椎病、上肢运动性损伤、颈肩综合征、肩关节前侧痛、中风偏瘫等。

上5：头痛、枕神经痛、眩晕、梅尼埃综合征、颈椎病、落枕、颈肩综合征、肩背肌筋膜炎、肩关节痛、中风偏瘫、小儿舞蹈症、帕金森病等。

上6：后头痛、落枕、颈椎病、肩关节后侧痛、上肢运动性损伤、三叉神经痛、颈痛胸椎小关节紊乱、甲状腺疾病等。

下1：胃痛、脐周痛、下腹痛、遗尿、尿潴留、带下异常、痛经、宫颈糜烂、睾丸炎、腰椎骨质增生、肥胖、自主神经功能失调、腓肠肌痉挛、足跟痛等。

下2：肝区痛、侧腹痛、肠易激惹综合征、阑尾炎、带下异常、痛经、腿内侧痛、内踝关节痛等。

下3：胁痛、髋关节屈伸不利、膝关节痛、踝关节痛等。

下4：侧腰痛、膝关节痛、股外侧皮神经炎、下肢感觉及运动障碍、坐骨神经痛、足背痛等。

下5：腰背痛、腰椎间盘突出症、第三腰椎横突综合征、腰椎骨质增生、坐骨神经痛、股外侧皮神经炎、腿外侧痛、外踝关节痛等。

下6：腰椎间盘突出症、腰椎骨质增生、腰肌劳损、坐骨神经痛、痔痛、便秘、腓肠肌痉挛、足前掌痛等。

三、取穴原则

（1）根据病位选择进针点。

上病选上，下病选下，上下同选：根据疾病的症状和体征所在的上下两段不同的身体分区，选编号相同的腕部进针点或踝部进针点。病变部位位于横膈线附近时，则上下同选。

左病选左，右病选右，左右同选：以前后中线为界，选病变所在同侧的进针点；如症状和体征位于中线附近，则两侧同选。

病位不明，选双上1：不能定位的症状或全身性病症，选两侧上1进针点。

肢体有感觉或运动障碍：发生在上肢者选上5进针点，发生在下肢者选下4进针点。

（2）根据上述穴位主治病症选择进针点。

四、腕踝进针点及操作方法

（一）腕部进针点（图19-1）

左右两侧共6对，在腕横纹上2寸（同身寸，相当于内关穴或外关穴）位置上，环前臂做一水平线，从前臂内侧尺骨缘开始，沿前臂内侧中央，前臂内侧桡骨缘，前臂外侧桡骨缘，前臂外侧中央，前臂外侧尺骨缘顺序，依次取上1、上2、上3、上4、上5、上6进针点。

上1：在小指侧的尺骨缘与尺侧腕屈肌腱之间。

上2：在腕掌侧面的中央，掌长肌腱与桡侧腕屈肌腱之间。相当于内关穴处。

上3：在桡骨缘与桡动脉之间。

上 4：在拇指侧的桡骨内外缘之间。

上 5：在腕背的中央，桡骨与尺骨两边缘之间。

上 6：在腕背侧，距小指侧尺骨缘 1 分处（同身寸）。

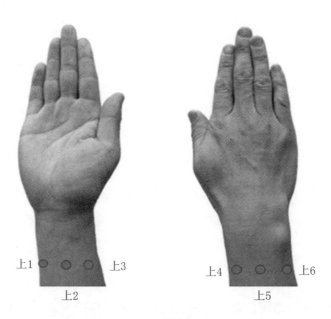

图 19-1　腕部进针点

（二）踝部进针点（图 19-2）

左右两侧共 6 对，在内踝高点上 3 寸或外踝上 3 寸（同身寸，相当于三阴交穴或悬钟穴）位置上，环小腿做一水平线，从小腿内侧跟腱缘开始，沿小腿内侧中央，小腿内侧胫骨缘，小腿外侧腓骨缘，小腿外侧中央，小腿外侧跟腱缘顺序，依次取下 1、下 2、下 3、下 4、下 5、下 6 进针点。

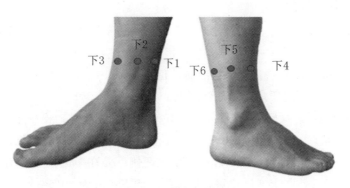

图 19-2　踝部进针点

下 1：靠跟腱内缘。

下 2：在踝部内侧面中央，靠内侧胫骨后缘。

下 3：在胫骨前嵴向内 1 分（同身寸）处。

下 4：在胫骨前嵴与腓骨前缘之间的胫骨前肌中点。

下 5：在踝部外侧面中央，靠腓骨后缘。

下 6：靠跟腱外缘处。

（三）操作方法

根据病情和进针点选择长 25 mm 或 40 mm 毫针。根据病情选择患者舒适、医者便于操作的施术体位，常规消毒，医者一手固定进针部位，另一手拇、食、中指持针，针身与皮肤呈 15～30°角快速刺入真皮下，然后压平针身，使针身循肢体纵轴沿真皮下缓慢刺入，以针下松软、无针感为宜。刺入长度以露出针身 2 mm 为宜。不提插捻转。针刺方向一般朝向近心端。病变部位位于四肢末端时针刺方向朝向远心端，此时进针点位置可沿纵轴向近心端移动，以不妨碍腕踝关节活动为宜。出针时一手用无菌干棉球轻压进针点，另一手将针拔出。可留针 20～30 min。可依病情延长留针时间，但不宜超过 48 h。留针期间不行针。治疗间隔时间可选择每日 1 次或隔日 1 次。

五、临床应用

腕踝针疗法适应范围广、见效快，每个区主治病症大致包括两个方面：一是治疗同名区域内所属脏腑、组织、器官等所引起的各种病症；二是主要症状反应在同名区域内的各种病。

（一）腕踝针的适应证

1. 各种急性疼痛和慢性疼痛　如急性扭伤引起的疼痛、手术后疼痛、换药疼痛、慢性腰痛、癌症疼痛等；腕踝针止痛效果确切，起效迅速。

2. 某些神经精神疾病　如失眠、焦虑、抑郁、应激反应、创伤后应激障碍等。

3. 其他　内科、外科、妇科、耳鼻喉科、眼科、皮肤科等各科某些病症。

（二）常见临床应用

1. 肩周炎　针刺点：上 2、上 4、上 5。有其他部位受波及时，视压痛点增加针刺点。

2. 三叉神经痛　针刺点：三叉神经痛部位，Ⅰ、Ⅱ、Ⅲ支均在上 1 区，故针上 1。有其他部位受波及时，视压痛点增加针刺点。

3. 腰痛　针刺点：双侧下 5、下 6。有其他部位受波及时，视压痛点增加针刺点。

4. 项痛　针刺点：上 5、上 6。有其他部位受波及时，视压痛点增加针刺点。

5. 牙痛　针刺点：前牙位于口腔前正中线两侧，处在 1 区位置，前牙痛针刺上 1；后牙在前面的两旁，处在上 2 区位置，后牙痛针刺点位置为上 2。

六、注意事项

（1）针刺时，以医者感到针下松软，患者无任何特殊感觉为宜。若针下有阻力或患者出现酸、麻、胀、沉、痛等感觉，则表示针刺太深。应将针退出，使针尖到达皮下，重新刺入更表浅的部位。

（2）注意不要刺伤血管，避免皮下出血。针身通过的皮下若有较粗的血管或针尖刺入的皮肤处有显著疼痛时，进针点要沿纵线方法适当移位。

（3）留针时，不做提插或捻转等行针手法；留针期间可用医用胶布固定针柄。注意晕针的发生。孕妇慎用。精神病患者不宜长时间留针。

（4）腕踝部位肌肉挛急者及针刺部位有血管怒张、瘢痕、伤口、严重溃疡及肿物者禁用。

第二十章　平衡针技术

　　平衡针以中医心神调控学说和西医神经调控学说为理论基础，以"凡刺之真，必先治神"理论为核心，主要通过针刺外周神经靶点，在大脑中枢神经调控下，达到病变靶位新的平衡，从而形成了针灸与心理、生理、社会、自然相适应的整体医学调节模式。平衡针的作用原理主要在于通过针刺神经干、神经支特定靶点，同时刺激皮神经、肌神经、血管神经、骨膜神经产生细胞间隙生物电信息传导，从而产生综合效应。

　　该疗法由中国人民解放军总医院第七医学中心王文远教授在继承传统医学的基础上提出，吸收现代医学的理论体系，经过半个世纪的临床探索，应用于全军 10 万多官兵的训练伤防治，得到了全军平衡针灸中心 60 多万门诊患者的验证，已在全国 4000多家医院进行了临床推广。

一、理论基础

　　平衡针以心理平衡为理论核心，心理平衡是生理平衡的基础，生理平衡又是心理健康的标志。

　　（1）中医心神调控学说。中医心神调控学说来源于两千多年前的《黄帝内经》的理论体系。中医讲的"心"不仅代表了我们生理上的心，更是代表了我们"生命中的大脑"。"心神"在脏腑中具有统帅作用，因而主宰生命。

　　（2）中枢神经调控学说。通过针刺外周神经靶点，利用传入神经传导至大脑中枢靶位，使失调紊乱的中枢系统瞬间恢复到原来的平衡状态，通过传出信息通路完成对靶向病变部位的应急性调整，使机体恢复新的平衡。中枢调控学说实质上就是传统医学提出的心神调控学说，是从两个不同的角度来阐述一个生命的核心定位问题。《黄帝内经》在两千多年前提出"心神"定位，就是现代医学的大脑中枢神经定位。因为大脑中枢神经系统是我们心理遗传基因所在地，也是我们心理活动的重要场所。心理的平衡与否也标志着大脑中枢神经管控系统是否正常。

　　（3）神经交叉理论。神经系统包括了周围神经和中枢神经，是调节机体适应内外环境的最高组织结构，在功能和形态上是完全不可分割的整体。对人体的各个器官，系统功能的整体起着重要的支配作用。两者在功能上互相协调，相互依赖，共同完成人体接受对侧肢体感觉冲动和管理对侧肢体运动的功能。平衡针灸学主要基于神经交叉支配原理和神经反馈信息原理，达到机体的自身调整、完善、修复、自我治愈疾病的目的。

二、平衡针穴位划分及主治

（一）头颈部常用平衡穴位

1. 升提穴（图 20-1）

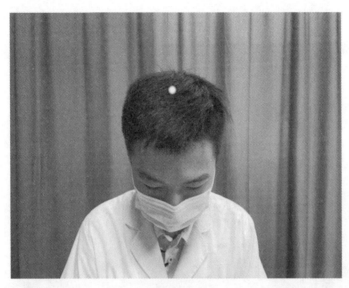

图 20-1　升提穴

定位：位于头顶正中，距前发际正中 10 cm（5 寸），后发际直上 16 cm（8 寸），距双耳尖 2 cm（1 寸）处。

取穴原则：定位取穴。

针刺方法：针尖沿皮下骨膜外向前平刺 4 cm（2 寸）左右，一只手向前进针，另一只手摸着针尖不要露出体外。

针刺手法：采用滞针手法，待针体达到一定深度时，采用顺时针捻转 6 圈，然后再按逆时针捻转 6～10 圈后即可将针退出。

针感：以局部强化性针感出现麻、胀、紧、沉为主（30 min 左右自动解除）。

功能：升阳固托、益气固本、助阳止泻、补肾健脾、调节内脏、抗衰老、增加机体免疫力。

主治：以脱肛、子宫脱垂、胃下垂等中气下陷性疾病为主。临床还用于治疗阳痿、早泄。

2. 腰痛穴（图 20-2）

定位：位于前额内侧动静脉分支和三叉神经的滑车上神经，前额两侧均有眶上神经分布。

取穴原则：定位取穴，交叉取穴。

针刺特点：其刺以滑车上神经或左右刺以眶上神经出现得气为宜。

针刺手法：针刺手法采用上下提插法，达到要求针感时即出针。单侧腰痛为平刺手法，不提插，对重症腰痛患者疼痛未完全控制，但在不发生晕针的情况下，可以留针。

针感：以局限性、强化性针感出现酸、麻、胀为主。

功能：活血化瘀、调节神经、止痛消炎。

主治：腰部软组织损伤、腰椎间盘脱出、强直性脊柱炎、急性腰扭伤、腰肌劳损、坐骨神经痛，不明原因的各种腰痛。

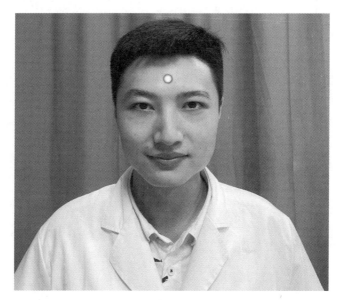

图 20-2　腰痛穴

3. 急救穴（图 20-3）

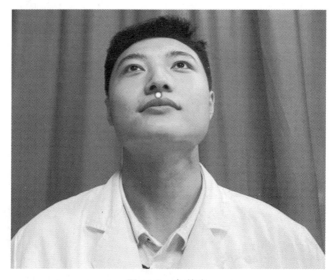

图 20-3　急救穴

定位：位于鼻唇沟与鼻中隔连线的中点。

取穴原则：定位取穴。

针刺特点：以针刺眶下神经分支或面神经颊支出现针感为宜。

功能：醒脑开窍、回阳救逆、抗休克、疗昏迷、调节神经、消炎止痛。

主治：休克、昏迷、晕厥、晕船、晕机，临床还可用于治疗中暑、小儿急惊风、癔症、癫痫、精神分裂症、急性腰扭伤、痔疮、低血压、高血压、冠心病和心绞痛。

（二）上肢部常用平衡穴位

1. 臀痛穴（图 20-4）

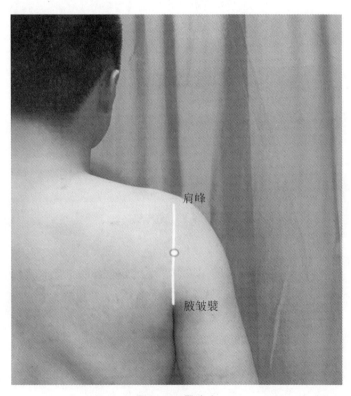

图 20-4 臀痛穴

定位：位于肩关节腋外线的中点，即肩峰至腋皱壁连线的 1/2 处。

取穴原则：以针刺桡神经或上臂外侧皮神经出现针感为宜。3 寸毫针针尖向腋窝中心方向呈 45°角斜刺 4～5 cm。

针刺手法：上下提插手法；针感达不到要求可采用滞针手法。

针感：以局限性针感出现酸、麻、胀为主或向肘关节、腕关节放射。

功能：活血化瘀、理气散结、消炎止痛、调节神经。

主治：臀部软组织损伤、腰椎疾患引起的坐骨神经痛、梨状肌损伤综合征、原发性坐骨神经痛、腰椎间盘脱出、急性腰扭伤、腰肌劳损。临床还可用于治疗同侧网球肘、对侧颈肩综合征、偏瘫。

 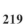

2. 膝痛穴（图 20-5）

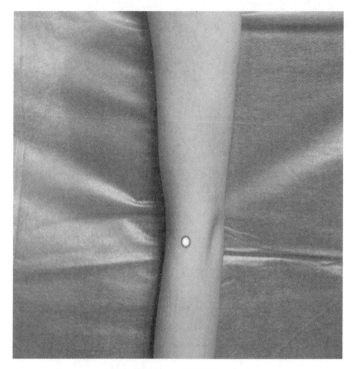

图 20-5　膝痛穴

定位：手心向下，上臂伸直于肩关节与腕关节连线的中点。

针刺特点：以针刺前臂背侧神经或桡神经干出现针感为宜。

针刺手法：上下提插或一步到位针刺手法。

针刺方向：直刺，进针 1.5～2 寸。

针感：以局部性针感出现局部酸、麻、胀为主。

功能：退热抗过敏、消炎止痛、增加机体免疫机能。

主治：膝关节软组织损伤、骨性膝关节炎、髌骨软化症、风湿性关节炎等。

3. 痔疮穴（图 20-6）

定位：位于前臂伸侧面，尺桡骨之间，前臂背侧腕关节至肘关节连线的上 1/3 处。

取穴原则：男左女右，左右交叉。

针刺特点：以针刺前臂骨间背侧皮神经或前臂背侧皮神经出现针感为宜。

针刺手法：采用上下提插，待出现相应针感为宜。

针感：以局限性针感出现酸、麻、胀为主。

功能：解毒泻火、退热通便、消炎止痛。

主治：内痔、外痔、肛裂、便秘。临床还可用来治疗嗜睡、中风失语急性腰扭伤、肋间神经痛、胸部软组织损伤、爆震性耳聋。

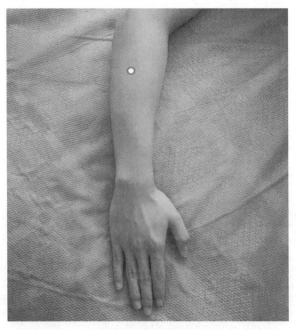

图 20-6　痔疮穴

（三）胸腹部常用平衡穴位

1. 面瘫穴（图 20-7）

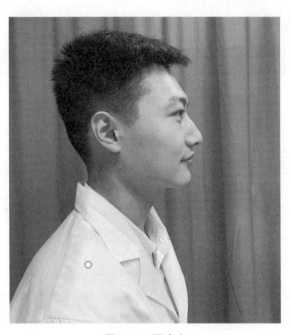

图 20-7　面瘫穴

定位：位于肩部，锁骨外 1/3 处斜向上 2 寸。

取穴原则：面瘫、乳突炎以交叉取穴为主，胆囊炎以同侧取穴为主。

针刺特点：以针刺锁骨上间动静脉出现针感为宜。

针刺手法：上下提插手法，可滞针。

针感：放射性针感向颈部、面部放射，或局部酸、麻、胀。

功能：祛风通络、活血化瘀、调节神经、促进神经修复、消炎止痛。

主治：面神经麻痹、面瘫后遗症、面肌抽搐，还可用于治疗乳突炎，流行性腮腺炎、胆囊炎。

2. 神衰穴（图 20-8）

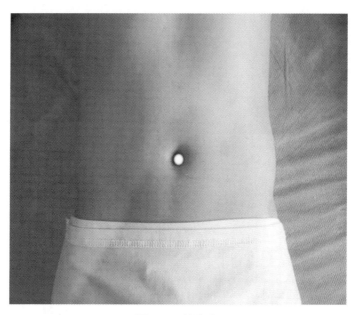

图 20-8　神衰穴

定位：位于脐窝正中。

取穴原则：定位取穴。

针刺特点：以指腹点压第 10 肋间神经前皮脂的内侧支、腹腔小肠管后产生指感为宜。

针刺方法：①双手并拢，掌心相对，利用中指、示指、无名指瞬间点压神衰穴。②用掌心贴于此穴，另一掌心压于手背上随腹式呼吸有节律地按压 49 次。

针感：局部酸，胀，痛并向整个腹部及会阴部放射。

功能：健胃消食，益气健脾，调节神经，促进机体代谢，增强机体免疫力。

主治：神经衰弱，自主神经功能紊乱，临床还可用来治疗更年期综合征、糖尿病、慢性肝炎肝硬化、慢性支气管炎、过敏、晕车、晕船、晕机。

（四）脊背部常用平衡穴位

1. 痤疮穴（图 20-9）

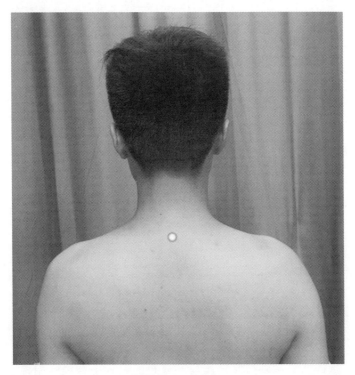

图 20-9　痤疮穴

定位：位于第 7 颈椎棘突及脊间韧带和颈横动脉分支，棘突间皮下静脉丛及第 8 颈神经后支内侧支。

取穴原则：定位取穴。

针刺特点：以针刺局部肌肉血管末梢神经为主。

针刺方法：点刺放血技术。局部常规消毒，采用三棱针快速点刺，挤出 3～5 滴血后，消毒棉球压迫即可。

针刺手法：中心点刺法，即在相对的中心点进行快速针刺或用拇指、示指将部分肌肉捏起，再点刺放血；一线三点点刺法，即在中心点两侧 1 cm 处各点刺一针。

针感：局部针感。

功能：调和阴阳、解毒消热、消炎抑菌、增加机体免疫力和机体代谢机能。

主治：痤疮、脂溢性皮炎、面部疖肿、面部色素沉着、毛囊炎、湿疹、荨麻疹、急性结膜炎、口腔炎、副鼻窦炎、扁桃体炎、急性淋巴炎、上呼吸道感染。

2. 疲劳穴（图 20-10）

定位：位于肩膀正中，相当于大椎至肩峰连线的中点。

治疗原则：双侧同时取穴。

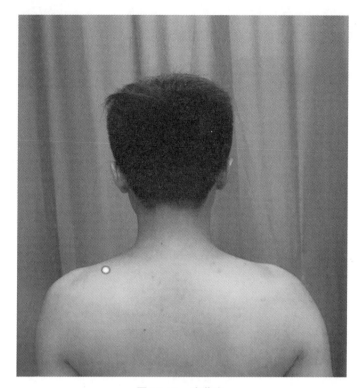

图 20-10　疲劳穴

针刺特点：指针技术，以指腹按压局部分布的锁骨上神经、副神经、肩胛上神经出现针感为宜。

针刺方法：用拇指指腹根据不同病情、年龄、性别、体质而选择轻、重、中手法。

指感：局部酸、胀、沉。

功能：调节神经、调节内脏。

主治：旅游综合征、老年前期综合征、更年期综合征、腰背部综合征、神经衰弱、自主神经紊乱。临床还可以用来治疗慢性疾病。

3. 乳腺穴（图 20-11）

定位：位于肩胛骨中心处，肩胛内上缘与肩胛下角连线的上 1/3 处。

取穴原则：对应取穴。

特点：以针刺肩胛上神经后出现针感为宜。

主治：急性乳腺炎、乳腺增生、产后缺乳、乳房胀痛，临床还可以用于治疗胸部软组织损伤。

（五）下肢部常用穴位

1. 肩背穴（图 20-12）

定位：位于尾骨旁开 4～5 cm 处。

取穴原则：交叉取穴。

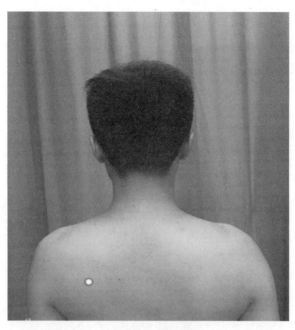

图 20-11　乳腺穴

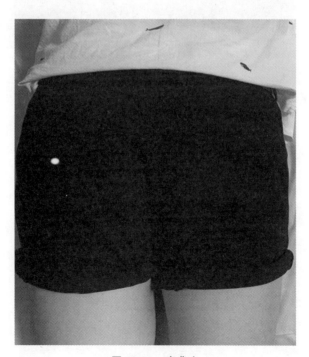

图 20-12　肩背穴

特点：以针刺坐骨神经干后出现针感为宜。

针感：以放射性针感出现麻、胀为宜。

手法：上下提插手法，待出现相应的针感后即可出针。

功能：消炎止痛、调节神经、祛风湿、疏通经络、醒脑开窍、镇静安神。

主治：颈肩综合征、颈肩肌筋膜炎、关节周围炎，以及精神分裂症、癫痫、癔症性昏厥、偏瘫、梨状肌损伤、坐骨神经痛、腓肠肌痉挛。

2. 耳聋穴（图 20-13）

定位：位于股外侧，髋关节与膝关节连线的中点。

取穴原则：交叉取穴。

特点：以针刺股外侧皮神经、股神经肌支后出现针感为宜。

手法：一线三点针刺法，即中间一针达到针刺要求的一定深度，将针尖退到进针部位，再提插 3 次；对外耳道的化脓性炎症可配合滞针技术。

功能：调节内耳平衡，从而开窍、强腰膝、理气血。

主治：神经性耳聋、爆震性耳聋、梅尼埃综合征、神经性耳鸣，以及股外侧皮肌炎、急性荨麻疹、丹毒。

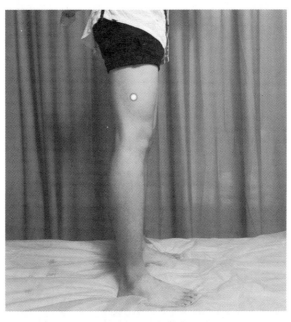

图 20-13　耳聋穴

3. 过敏穴（图 20-14）

定位：位于屈膝位髌骨上角上 2 寸处，股四头肌内侧隆起处。

取穴原则：交替取穴。

针感：局部针感。

手法：上下提插。对体虚患者可配合捻针滞针。

功能：定喘、止痛、止麻、抗过敏、增加机体抵抗力。

主治：支气管哮喘、急性荨麻疹、风疹、湿疹、皮肤瘙痒、牛皮癣、神经性皮炎、月经不调、痛经、闭经、功能性子宫出血、泌尿系统感染、慢性肾炎。

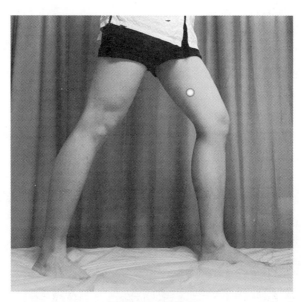

图 20-14 过敏穴

三、平衡针常用靶点

（一）中枢镇痛靶点

1. 头痛点（图 20-15）

体表定位：足背第 1、2 趾骨结合之前凹陷处。

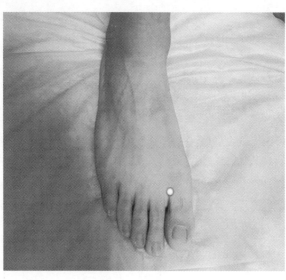

图 20-15 头痛点

神经定位：趾背神经。

针刺体位：正坐膝直位。

取穴原则：交叉取穴。

针刺手法：平刺 3～6 cm，三步到位针刺法。

针感要求：局限性针感或强化性针感。

主治范围：紧张性头痛、偏头痛等各种头痛。

2. 颈痛点（图 20-16）

体表定位：手背部，半握拳第四掌骨与第五掌骨之间，指掌关节前凹陷中。

神经定位：指背神经或指掌侧固有神经。

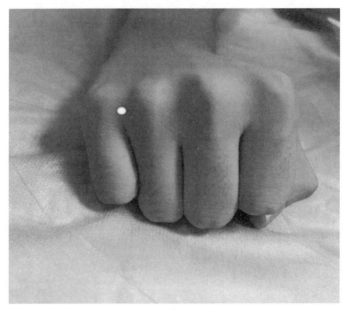

图 20-16　颈痛点

针刺体位：正坐位或站位。

取穴原则：交叉取穴。

针刺手法：平刺 3～6 cm，强化性针刺法。

针感要求：以局部出现酸麻胀感为宜。

主治范围：颈部软组织损伤、颈椎病。

3. 胸痛点（图 20-17）

体表定位：前臂背侧尺桡骨之间，腕关节与肘关节连线的下 1/3 处。

神经定位：前臂背侧皮神经或骨间背侧神经。

针刺体位：正坐肘直位。

取穴原则：交叉取穴。

针刺手法：针尖向上斜刺 3～6 cm，三步到位针刺法。

针感要求：局限性针感。

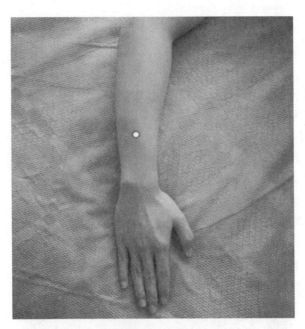

图 20-17　胸痛点

主治范围：胸部软组织损伤，胸痛。

4. 腰痛点（图 20-18）

体表定位：位于前额正中，在前额人为地划一个"十"字，中间十字交叉点即为靶点。

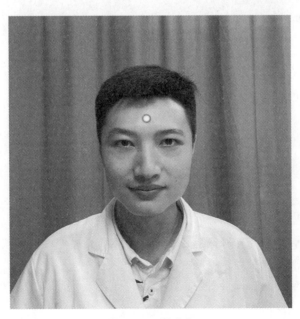

图 20-18　腰痛点

神经定位：滑车上神经或左右针刺眶上神经。

针刺体位：仰坐体位。

取穴原则：定位取穴、交叉取穴原则。

针刺手法：针尖向下平刺 3～6 cm，三步到位针刺法或强化性针刺法。

针感要求：以局限性、强化性针感出现的酸麻胀为主。

主治范围：腰部软组织损伤、腰椎间盘突出症。

5. 腹痛点（图 20-19）

体表定位：腓骨小头前下方凹陷中。

神经定位：腓总神经。

针刺体位：正坐膝直位。

取穴原则：双侧同时取穴。

针刺手法：直刺 3 cm，提插手法。

针感要求：触电式针感。

主治范围：调节内脏，疏肝利胆，调节血糖、血脂、血压。

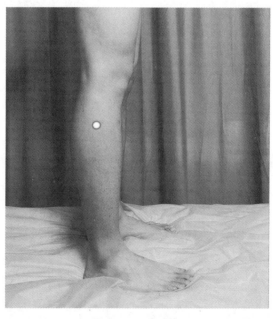

图 20-19　腹痛点

6. 肩痛点（图 20-20）

体表定位：腓骨小头与外踝高点连线的中上 1/3 交界处。

神经定位：针刺腓浅神经。

针刺体位：正坐膝直位或仰卧位。

取穴原则：交叉取穴。

针刺手法：直刺 3～6 cm，提插针刺手法。

针感要求：触电式针感或局限性针感。

主治范围：肩关节软组织损伤、肩周炎。

7. 肘痛点（图 20-21）

体表定位：髌骨与髌韧带外侧的凹陷中，即外膝眼处。

神经定位：股神经前皮支及肌支。

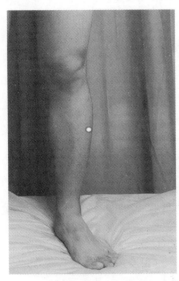
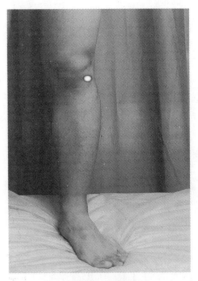

图 20-20　肩痛点　　　　　　　　图 20-21　肘痛点

针刺体位：坐姿屈膝位。

取穴原则：交叉取穴。

针刺方法：向对侧平刺 3～6 cm，三步到位针刺手法。

针感要求：局限性针感或强化性针感。

主治范围：肘关节软组织损伤，网球肘。

8. 腕痛点（图 20-22）

体表定位：足背踝关节的横纹的中央，旁开 1 寸处。

神经定位：腓浅神经和腓深神经。

针刺体位：仰卧位或正坐膝直位。

取穴原则：交叉取穴。

针刺手法：直刺 3～6 cm，三步到位针刺法或强化性针刺法。

针感要求：局限性针感或向足背足趾放射性针感。

主治范围：腕关节软组织损伤、腕痛、假性近视等。

9. 踝痛点（图 20-23）

体表定位：前臂掌侧，腕横纹正中央，桡侧旁开 1 cm 处。

神经定位：正中神经。

针刺体位：仰卧位、正坐位或站位。

取穴原则：交叉取穴。

针刺手法：平刺 1～3 cm，两步到位针刺法或强化性针刺法。

针感要求：局限性针感或放射性针感。

主治范围：踝关节软组织损伤。

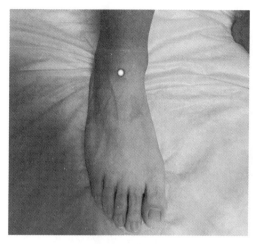

图 20-22　腕痛点

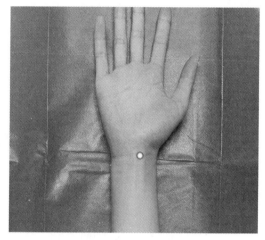

图 20-23　踝痛点

（二）中枢五脏平衡靶点

1. 心病点

体表定位：同胸痛点，位于右侧前臂背侧尺桡骨之间，腕关节与肘关节连线的下 1/3 处。

神经定位：前臂背侧皮神经或骨间背侧神经。

针刺体位：正坐肘直位。

取穴原则：特异性取穴。

针刺手法：针尖向上斜刺 3～6 cm，三步到位针刺法。

针感要求：局限性针感。

主治范围：心绞痛、冠状动脉供血不足、心律不齐等心脏疾病。

2. 肺病点（图 20-24）

体表定位：前臂掌侧，腕关节至肘关节上 1/3 处，掌长肌腱与桡侧腕屈肌腱之间。

神经定位：正中神经支配区。

针刺体位：正坐肘直位。

取穴原则：双侧取穴。

针刺手法：向上斜刺 3～6 cm，三步到位针刺法。

针感要求：局限性针感。

主治范围：支气管炎、支气管肺炎、过敏性哮喘、上呼吸道感染等肺部相关疾病。

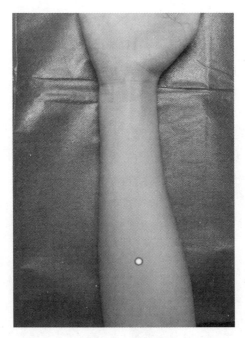

图 20-24　肺病点

3. 肝病点

体表定位：同胸痛点，位于左侧前臂背侧，尺桡骨之间，腕关节与肘关节连线的下 1/3 处。

神经定位：前臂背侧皮神经或骨间背侧神经。

针刺体位：正坐肘直位。

取穴原则：交叉取穴。

针刺手法：针尖向上斜刺 3～6 cm，三步到位针刺法。

针感要求：局限性针感。

主治范围：肝炎、胆囊炎等肝胆疾病。

4. 胃痛点（图 20-25）

体表定位：位于口角下 1 寸或下颌正中点旁开 3 cm 处。

神经定位：三叉神经第三支。

针刺体位：仰卧位、仰坐位或正坐位。

取穴原则：男左女右取穴。

针刺手法：针尖向对侧平刺 2～4 cm。

针感要求：局限性针感或强化性针感。

主治范围：急慢性胃炎、消化性溃疡、急性胃痉挛、膈肌痉挛、痛经等。

5. 肾病点（图 20-26）

体表定位：外踝高点之上 8 cm，腓骨内侧前缘，即腓骨小头至外踝连线的下 1/3 处。

神经定位：腓总神经。

针刺体位：仰卧位或正坐膝直位。

取穴原则：双侧取穴。

针刺手法：直刺 3～6 cm，二步到位针刺法。

针感要求：局限性针感或放射性针感出现在足背部。

主治范围：急慢性肾炎、肾病综合征、肾结石等肾脏疾病。

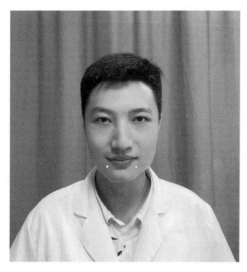

图 20-25　胃痛点

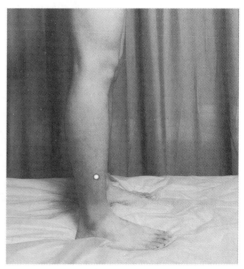

图 20-26　肾病点

（三）中枢三高平衡靶点

1. 降压点（图 20-27）

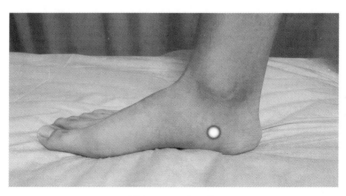

图 20-27　降压点

体表定位：位于足弓，画一个"十"字，交点即为此穴。

神经定位：足底内侧神经。

针刺体位：仰卧位或正坐膝直位。

取穴原则：交替取穴或双侧取穴。

针刺手法：直刺 1 cm 左右，上下提插手法。

针感要求：局限性针感或放射性针感。

主治范围：高血压。临床还可用于治疗休克、昏迷、高热等。

2. 降糖点（图 20-28）

体表定位：前臂掌侧，腕关节至肘关节的下 1/3。

神经定位：正中神经，前臂内侧皮神经或前臂掌侧骨间神经。

针刺体位：正坐肘直位。

取穴原则：交替或双侧取穴。

针刺手法：向上斜刺 3～6 cm，三步到位针刺法。

针感要求：局限性针感。

主治范围：糖尿病，临床还可以治疗高血压、高血脂、冠心病、心绞痛等。

3. 降脂点（图 20-29）

体表定位：腓骨小头前下方凹陷中。

神经定位：腓总神经。

针刺体位：仰卧位或正坐膝直位。

取穴原则：交替取穴或双侧取穴。

针刺手法：直刺 3～6 cm，上下提插针刺法。

针感要求：触电式针感。

主治范围：高血脂、急性胃炎、急性胃痉挛、急性阑尾炎、急性胰腺炎、急性胆囊炎等。

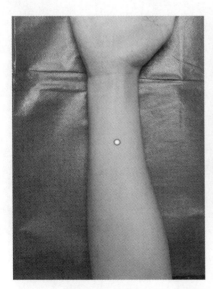 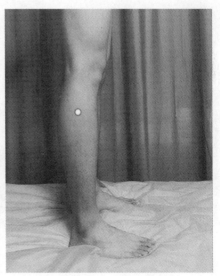

图 20-28 降糖点　　　　　图 20-29 降脂点

（四）心理平衡靶点

1. 抑郁点（图 20-30）

体表定位：委中穴与足跟连线的中点，腓肠肌腹下正中之凹陷的顶端。

神经定位：胫神经。

针刺体位：俯卧位。

取穴原则：交替取穴或双侧取穴。

针刺手法：直刺 3～6 cm，上下提插针刺手法。

针感要求：放射性针感。

主治范围：抑郁症、焦虑症、精神分裂症等。

2. 焦虑点（痔疮点）（图 20-31）

体表定位：前臂伸侧面尺桡骨之间，前臂背侧腕关节至肘关节连线的上 1/3 处。

神经定位：前臂骨间背侧皮神经或前臂背侧皮神经。

针刺体位：正坐肘直位。

取穴原则：交替取穴或双侧取穴。

针刺手法：向上斜刺 3～6 cm，三步到位针刺手法。

针感要求：局限性针感或强化性针感。

主治范围：内痔、外痔、混合痔、便秘等。

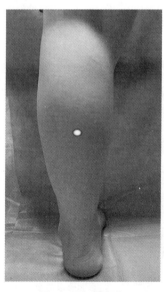

图 20-30　抑郁点

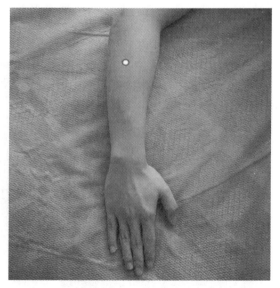

图 20-31　焦虑点

3. 镇静点（踝痛点）（图 20-32）

体表定位：前臂掌侧，腕横纹正中央，桡侧旁开 1 cm 处。

神经定位：正中神经。

针刺体位：仰卧位、正坐位或站位。

取穴原则：交叉取穴。

针刺手法：平刺 1～3 cm，两步到位针刺法或强化性针刺法。

针感要求：局限性针感或放射性针感。

主治范围：踝关节软组织损伤。

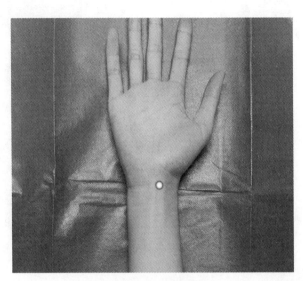

图 20-32 踝痛点

四、取穴原则

（一）特异性取穴原则

指全身性疾病不能从某个或某几个脏器部位来定位特定的靶点（图 20-33）。特定的靶点实质上是通过刺激外周神经，将信息传导到中枢靶位，依靠自身调控达到治疗疾病的目的。如感冒穴、过敏穴、降压穴、降脂穴、降糖穴、调神穴等。

（二）区域性取穴原则

是指不同区域选择的中枢不同的干预靶点。如腹部病变取腹痛点，胸部病变取胸痛点。

（三）交叉取穴原则

主要是指左右、上下大交叉的一种取穴方法（图 20-34）。上肢的疾病选取下肢对侧相应的平衡穴位。如治疗臀部疾病取对侧臂丛神经支配的肩关节部位的臀痛穴，治疗膝关节病变取对侧桡神经支配的肘关节部位膝痛穴，治疗踝关节病变取对侧腕部的踝痛穴，治疗肩关节病变取下肢对侧坐骨神经支配的肩痛穴，治疗肘关节病变取下肢对侧膝部的肘痛穴，治疗腕关节病变取下肢对侧踝部的腕痛穴等。

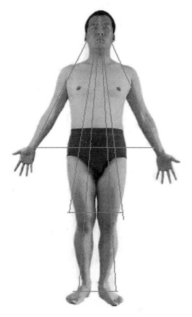

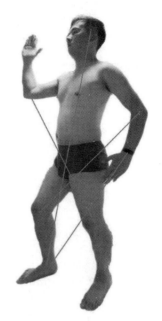

图 20-33　特异性取穴原则　　　　　图 20-34　交叉取穴原则

（四）对应取穴原则

主要是指左右对应取穴、上下对应取穴、前后对应取穴（图 20-35）。实质上针刺对侧的病变部位的中心点可以达到治疗对侧疾病的目的。如右侧肩关节、肘关节、腕关节病变取对侧肩关节、肘关节、腕关节相应平衡靶点。髋关节、膝关节、踝关节病变取对侧髋关节、膝关节、踝关节相应部位靶点。乳腺病变取背面的位于肩胛骨上的相应部位靶点。胸痛可从腰胸对称取相应部位靶点。

五、操作方法

（一）准备

选用 0.35 mm，40～50 mm 不锈钢一次性针灸针，可根据不同病情、针刺部位和手法选择不同规格的针具。选择合适体位并消毒。

（二）进针

将针刺入穴位。平衡针灸强调的针刺深度要求主要基于神经的定位要求。神经的定位要求和每个人的年龄、体重、高矮、胖瘦有一定关系。

1. 神经位于较浅部位　进针的深度亦浅，如降压穴（足底内侧神经），进针深度 0.5～1 cm。

2. 神经位于深部组织　进针的深度亦深，如膝痛穴（桡神经），进针深度 2～3 cm，调神穴（胫神经）进针深度 5～6 cm。

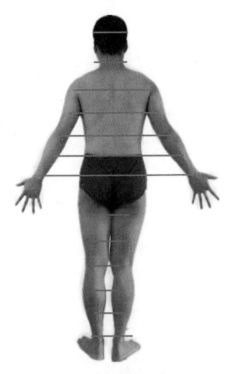

图 20-35　对应取穴原则

平衡穴位的针刺角度、方向、深度主要基于针刺神经的定位而采取一种合理方式。

（三）行针、留针

平衡针有如下几种行针方法。

1. 提插针刺手法　提插针刺手法主要是指寻找正确的针感而采用的一种上下提插的针刺方法。其中包括上提和下插两个部分，即进针达到一定深度后为了取得理想的针感，术者采取的一种不断改变针体的方向、角度、深浅、节律，使之达到或产生要求的酸、麻、胀、痛等针感。因为针刺时不可能一下就能扎出要求的针感，所以才要求运用提插的手法，来达到不同的针感要求。主要适用于有特殊针感的穴位，如降压穴、降脂穴、肩痛穴等。

2. 强化性针刺手法　强化性针刺手法主要是指针刺达到要求深度以后，不提插而左右捻转针刺的方法。用拇指与食指按顺时针方向旋转捻动发生滞针，然后再按逆时针方向将针体退出。主要适用于病情较重、穴位针刺较深，需要通过滞针起到强化性针感的穴位。如颈痛穴、腰痛穴、膝痛穴、臀痛穴等。

3. 一步到位针刺手法　一步到位针刺手法是指对针刺穴位的深度在 2 cm 以内的穴位采取的一种针刺手法。主要适用于比较表浅的穴位，原则上要求不提插，不捻转，进针后即可出针，如明目穴等。

4. 两步到位针刺手法　两步到位针刺手法是指对穴位深度在 4 cm 以内的穴位采取

的一种针刺手法，原则上两步到位针刺法第一步将针尖刺入体内，第二步将针体推到要求的深度。如耳聋穴、过敏穴、牙痛穴、胸痛穴等。不提插，可实施强化性针刺手法，然后即可出针。

5. 三步到位针刺手法　三步到位针刺手法是指对穴位的深度在 6 cm 以内的穴位采取的一种针刺手法。三步到位针刺法：第一步将针尖刺入体内，第二步将针体推入 3～4 cm，第三步再将针体刺入 5 cm 左右。可实施强化性针刺手法。如偏瘫穴等。

（四）出针

左手把消毒干棉球压在针尖旁，右手快速地将针拔出，待针尖将要脱出时，急以干棉球按压防止出血。

六、临床应用

平衡针适用范围广泛，可用于以下疾病。

（1）中枢调控下的运动系统常见病，如颈椎病、肩周炎、腰椎间盘突出症、坐骨神经痛等。

（2）中枢调控下的内科系统疾病，如高血压、高血脂、冠心病、急慢性胃炎等；中枢调控下的男科常见病，如前列腺炎、急慢性附睾炎等。

（3）中枢调控下的妇科常见病，如痛经、乳腺增生等。

（4）中枢调控下的儿科常见病，如消化不良、小儿近视等。

七、注意事项

（1）针刺前应对针尖、针体、针柄进行检查，如有针具弯曲，针柄松动应立即停止使用。

（2）在针刺时还应根据患者年龄、性别、体质、病情、胖瘦针刺部位来选择不同型号的针具。对体质肥胖的患者，穴位在肌肉丰满部位可选用稍粗稍长之针，相反则取稍短稍细之针。为了安全起见，刺入 1.5 cm 可用 2 cm（平衡针 1 号）针具，刺入 7 cm 可选用 8 cm（平衡针 4 号）针具。

（3）当针刺伤血管时，患者会有烧灼痛样感觉。起针时，要用干棉球轻压揉按针眼。

（4）极个别患者畏针，或体质虚弱，或针刺手法过强，会导致晕针。对于晕针患者，一般予卧位，休息片刻即会好转。

（5）下列情况禁止用平衡针：具有严重内脏疾病患者；具有自发出血倾向的患者；精神过于紧张，不能配合治疗的患者；婴儿颅骨囟门未闭，局部病灶禁止针刺。

第二十一章　火龙罐综合灸技术

火龙罐综合灸技术是集推拿、艾灸、揉痧、点穴、熨烫于一体的综合技术，操作结合点、震、叩、碾、推、按、拨、揉、熨、烫十种手法，兼以艾灸的近红外光辐射的电磁波和光电的化学作用，减轻了刮痧及负压走罐的疼痛感以及传统火罐造成的皮下瘀血灌印，痧即出即化即修补，几乎无痛。

一、火龙罐的结构

火龙罐由玄石加紫砂混合，烧制成设计尺寸的罐体。罐体内有三根钢钉固定艾柱，点燃后随穴而灸，生发纯阳之性，如火龙之口驱寒、除湿、化瘀，因此取名"火龙罐"（图 21-1）。

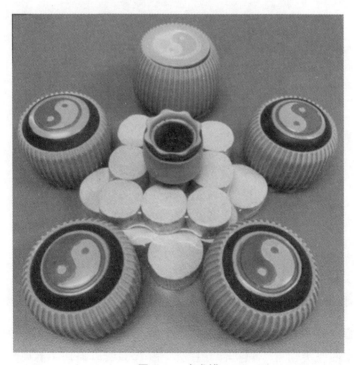

图 21-1　火龙罐

二、操作方法

（1）钢钉固定艾柱后点燃，火焰对准艾柱圆边和中心，防止火焰过大烧到罐口。

（2）一摸二测三观察：一摸罐口有无破裂，二测罐口温度是否过高，三看艾柱燃烧升温是否均匀、升温是否正常。

（3）患者摆好体位、暴露施罐部位，盖上按摩巾并注意保暖，火龙罐口一般不直接接触皮肤。

（4）施罐时手掌的小鱼际先接触皮肤然后再落罐，结合点、震、叩、碾、推、按、拨、揉、熨、烫等不同手法进行正旋、反旋、摇拨、摇振动作，作用于皮肤肌肉组织，每部位一般施灸 20～30 min，至皮肤微微发红发热，具体视疾病情况而定（图 21-2）。

（5）不要等到艾条全部烧完再换，罐底发烫即提醒结束使用并更换艾条。罐放置 10 min温度降低后，浇水剔除浸湿的残艾，清洗干净后再用 75％酒精纱块擦拭罐内外，晾干备用。

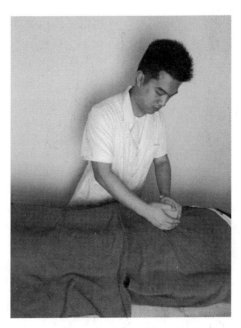

图 21-2　火龙罐操作

三、临床应用

火龙罐综合灸技术具有调和气血、温中散寒的作用，可以用于：各种疼痛类疾病如颈椎病、腰椎间盘突出症、强直性脊柱炎、腰背部肌肉损伤、肩周炎等；胃肠类疾病如便秘、便溏、腹胀、消化不良等；妇科疾病如月经不调、痛经、子宫肌瘤等。

四、注意事项

（1）点火时避免烧到罐口，如罐口太热可以扣在放有湿纸巾的罐托上等待片刻，能迅速降温。

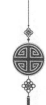

（2）必须不断运罐，不能在同一部位停留过久，操作者小鱼际要时刻感受肤温做出调整。

（3）操作过程中注意把控罐温，注意施灸量和火候，避免过度和不正规晃动，以免艾条脱落、艾灰脱落，引起烫伤。

（4）孕妇腹部和腰骶部禁用，传染性疾病禁用，患有急性疾病者慎用。

中医适宜技术培训丛书

参 考 文 献

[1] 王富春.刺法灸法学[M].上海:上海科学技术出版社,2013.

[2] 彭静山.彭静山观眼识病眼针疗法[M].北京:人民军医出版社,2010.

[3] 田维柱.中华眼针[M].北京:中华中医药出版社,2011.

[4] 符文彬,徐振华.针灸临床特色技术教程[M]北京:科学出版社,2016.

[5] 吴绪平.针刀医学[M].北京:中国中医药出版社,2014.

[6] 王全贵,肖德华,郭长青,等.图说中医针刀[M].西安:西安交通大学出版社,2010.

[7] 郭长青,张义,郭妍.针刀疗法[M].西安:西安交通大学出版社,2017.

[8] 杨才德,雒成林.穴位埋线疗法[M].北京:中国中医药出版社,2015.

[9] 孙文善.临床实用微创埋线技术[M].上海:复旦大学出版社,2013.

[10] 杨才德,包金莲,李玉琴,等.穴位埋线疗法的历史沿革[J].中国中医药现代远程教育,2015,13
(3):64-66.

[16] 杨才德,包金莲,李玉琴,等.高分子聚合物(PGLA线)穴位埋线的新希望[J].中医药现代远程教
育,2015,13(6):65-67.

[17] 田从豁,彭冬青.中国贴敷治疗学[M].北京:中国中医药出版社,2010.

[18] 中华中医药学会.中医养生保健技术操作规范[M].北京:中国中医药出版社,2010.

[19] 朱坤福.穴位贴敷治疗[M].长春:吉林科学技术出版社,2017.

[20] 张景明.熏洗良方[M].北京:金盾出版社,2017.

[26] 王富春,马铁明.刺法灸法学[M].北京:中国中医药出版社,2016:134-141.

[28] 邱雅昌.董氏奇穴实用手册[M].北京:人民卫生出版社,2012.

[29] 刘毅.董氏针灸注疏[M].北京:中国中医药出版社,2011.

[30] 梁凤霞.针灸特色疗法[M].北京:中国中医药出版社,2020.

[33] 王洪彬,赵舒,孙娜,等.腕踝针治疗大学生原发性痛经疗效观察[J].中国针灸,2013,33(11):
996-999.